ICFコアセット
臨床実践のためのマニュアル

 CD-ROM付（ICFコアセット・記録用フォーム・使用症例）

ICF Core Sets: Manual for Clinical Practice

原著編集
Jerome E. Bickenbach
Alarcos Cieza
Alexandra Rauch
Gerold Stucki

ICF Research Branch
in cooperation with the WHO Collaborating Centre for the
Family of International Classifications in Germany (at DIMDI)

監訳　公益社団法人 **日本リハビリテーション医学会**

医歯薬出版株式会社

本著作物は，当初，下記の通り英語により出版された．
ICF Core Sets : Manual for Clinical Practice edited by J. E. Bickenbach,
A. Cieza, A. Rauch, G. Stucki
Published by Hogrefe Publishing, MerkelstraBe 3,
37085 Goettingen, Germany, ISBN 978-0-88937-431-7
ⓒ2012 by Hogrefe Publishing

本書および付属 CD-ROM 内の ICF 国際生活機能分類の日本語訳については，日本語翻訳権をもつ厚生労働省 大臣官房統計情報部より使用の承認を受けて掲載しています．

ICF Core Sets

Manual for Clinical Practice

Editors

Jerome Bickenbach
Alarcos Cieza
Alexandra Rauch
Gerold Stucki

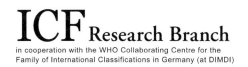

in cooperation with the WHO Collaborating Centre for the
Family of International Classifications in Germany (at DIMDI)

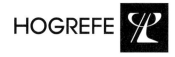

Library of Congress Cataloging-in-Publication Data

is available via the Library of Congress Marc Database under the
Library of Congress Control Number 2012935835

Library and Archives Canada Cataloguing in Publication

    ICF core sets : manual for clinical practice / editors,
Jerome Bickenbach ... [et al.].

"ICF Research Branch in cooperation with the WHO
    Collaborating Centre for the Family of International
    Classifications in Germany (at DIMDI)."
Includes bibliographical references and index.
ISBN 978-0-88937-431-7

    1. Human physiology--Classification--Handbooks,
manuals, etc. 2. Human anatomy--Classification--Handbooks,
manuals, etc. 3. Disability evaluation--Classification--
Handbooks, manuals, etc. I. Bickenbach, Jerome Edmund

R123.I34 2012   612.001'2   C2012-902000-1

© 2012 by Hogrefe Publishing

PUBLISHING OFFICES
USA: Hogrefe Publishing, 875 Massachusetts Avenue, 7th Floor, Cambridge, MA 02139
            Phone (866) 823-4726, Fax (617) 354-6875; E-mail customerservice@hogrefe-publishing.com
EUROPE: Hogrefe Publishing, Merkelstr. 3, 37085 Göttingen, Germany
            Phone +49 551 99950-0, Fax +49 551 99950-425, E-mail publishing@hogrefe.com

SALES & DISTRIBUTION
USA: Hogrefe Publishing, Customer Services Department,
            30 Amberwood Parkway, Ashland, OH 44805
            Phone (800) 228-3749, Fax (419) 281-6883, E-mail customerservice@hogrefe.com
EUROPE: Hogrefe Publishing, Merkelstr. 3, 37085 Göttingen, Germany
            Phone +49 551 99950-0, Fax +49 551 99950-425, E-mail publishing@hogrefe.com

OTHER OFFICES
CANADA: Hogrefe Publishing, 660 Eglinton Ave. East, Suite 119-514, Toronto, Ontario, M4G 2K2
SWITZERLAND: Hogrefe Publishing, Länggass-Strasse 76, CH-3000 Bern 9

Hogrefe Publishing
Incorporated and registered in the Commonwealth of Massachusetts, USA, and in Göttingen, Lower Saxony, Germany

No part of this book may be reproduced, stored in a retrieval system or transmitted, in any form or by any means, electronic, mechanical, photocopying, microfilming, recording or otherwise, without written permission from the publisher.

Printed and bound in Germany

ISBN 978-0-88937-431-7

推薦の言葉

　ICF（国際生活機能分類）は2001年にWHOにより発表された「健康の構成要素」の分類である．その目的は，健康状況と健康関連状況を記述するための標準的な言語と概念的枠組みの提供である．この言語と枠組みによって，健康と健康関連状況の記述，表現，理解，研究，比較が可能となり，臨床評価ツール，統計ツール，教育ツールなどとしての利用が期待されている．

　わが国においては2002年8月に日本語訳が発刊され，関係諸方面の努力により，その概念の普及が図られてきている．今日では，リハビリテーションや福祉関係の教科書にはICFの構成要素間の相互作用図が記載され，ICFによって利用者や患者さんの状態像，リハビリテーションの進捗状況を把握することの重要性が強調されている．現場においても，カンファランス等でリハビリテーション上の問題点や進捗状況がICFに基づいて議論が行われるなど，ICFによって障害のある人を理解し，多職種が共通の言語で議論することが浸透してきている．

　一方，ICFの評価尺度としての実践上の利用については普及が遅れている現状がある．理由として，実際に使用するにはトレーニングが必要であること，項目数が膨大で分類に時間がかかること，などが指摘されている．

　このため，実用的に使いやすい尺度であるICFコアセットの開発が進められてきた．ICFコアセットは障害にかかわる医療背景（急性期，亜急性期，長期）の特異性と，特異的健康状態（脊髄損傷，うつ病など）を考慮して，生活機能と障害を評価するもので，医療従事者，学生，指導者を対象としている．本書の発刊時には31のICFコアセットが開発され，下肢切断と聴力損失に関するICFコアセットが開発中である．

　ICFコアセットは柔軟性が高い．それぞれのコアセットに対し，包括ICFコアセット，短縮ICFコアセット（短縮，拡大短縮），一般セットがあり，必要に応じて選択する．他の尺度（SF36，DASH等）の項目からの情報も利用可能である．今後，実用に供するものとして普及することが期待され，また普及が進めば，保健統計，医療サービス計画，障害の国際比較など，その利用可能性はきわめて大きい．

　ICFコアセットは日本を含む世界各国の人々の取組みにより開発され，日本語訳は日本リハビリテーション医学会の関係者のご尽力によるものである．そのご努力に対し，心からの敬意を表するとともに，このICFコアセットが広く活用されることを期待する．

2015年1月

国立障害者リハビリテーションセンター総長

中　村　耕　三

翻訳にあたって

　専門職による行為は科学的実践であり，分類は科学の最も基本的で重要な方法の一つである．健康関連の分野では，国際疾病分類（International Classification of Diseases：ICD）が第1回国際統計会議において1852年に創出された．1948年以降は世界保健機関（WHO）がその責任を負って改訂が重ねられ，ICDは一般疫学全般や多くの保健医療活動で利用される国際標準の分類となっている．一方で，疾病構造の変化から従来の疾病モデルによって健康状態を記述することの困難が指摘され，1980年のICD第9回修正に際して，補助分類として国際障害分類（International Classification of Impairments, Disabilities and Handicaps：ICIDH）が発表された．さらに，健常部分を含めて健康状態をより包括的に記述するという考え方に基づき作成されたものが国際生活機能分類（International Classification of Functioning, Disability and Health：ICF）であり，2001年の第54回WHO総会において採択されている．

　ICFは，健康状態に関連する生活機能状態の分類である．その目的は，(1)科学的基盤の提供，(2)共通言語の提供，(3)地域・時期の違いを越えたデータの比較，(4)システムコード化用分類リストの提供に要約される．ICFは単なる統計ツールではなく，研究・臨床・社会政策・教育の分野にも広く活用されることが期待されてきた．しかし，現状においてこのようなICFの利用によってもたらされるべき恩恵を，私たちは必ずしも享受できていない．網羅的であるがゆえのコード化の煩雑さが，臨床でのICFの活用や普及を阻害していた要因の一つとして挙げられる．なおここで言う「臨床」とは，医療に限定せず，障害者と接するすべての保健セクターの現場を指す．

　WHO国際統計分類協力センター（WHO Collaborating Centre for the Family of International Classifications）と協同してICFの利用を促進し，さらなる開発を進めるために設立されたICF研究部門（ICF Research Branch）は，この問題を解決するべく評価と記述の核となるICFコード群の策定ならびに関連する研究を進め，ICFコアセットを開発した．ICFコアセットは特異的な医療背景（急性期，亜急性期，長期）と特異的な健康状態（たとえば，うつ病，多発性硬化症など）を基本的枠組みとして作成されており，それぞれに包括版と短縮版が，さらにすべてに共通して用いられる一般セットが併せて用意されている．本書『ICF CORE SETS, Manual for Clinical Practice』は，ICFコアセットとその使用方法を解説した実践書である．本書は5章からなり，第1章，第2章はICFの要約，第3章はICFコアセットの総論的説明，第4章はその具体的な使用方法である．第5章にはICFコアセットを適用した症例の具体例が挙げられている．訳出にあたって，ICF固有の用語はICF日本語版に準拠しつつ，ICFコアセットの使用される状況にかかわる用語も日本の読者が適切に理解できるよう，さらに，学術的な水準も担保されるよう配慮した．本書はICFコアセットについての知識を提供するためだけでなく，ICFそのものを臨床で導入するための入門書としても有用であると確信している．本書が広く読まれることによって，ICFが世界の保健・医療・福祉職の共通言語となり，様々な地域，職種の多様なアイディアが共有あるいは総合され，そのことがリハビリテーション，さらには人類の健康と福祉の向上に寄与することを願ってやまない．

2015年1月

翻訳チームを代表して　出江紳一
　　　　　　　　　　山田　深

【監　訳】
公益社団法人　日本リハビリテーション医学会

【『ICF コアセット　臨床実践のためのマニュアル』翻訳チーム】
統　括
出江　紳一（東北大学大学院）

翻訳チーム（執筆順，○：チームリーダー）

公益社団法人　日本リハビリテーション医学会
○山田　深（杏林大学）
　大隈　秀信（熊本託麻台リハビリテーション病院）
　角田　亘（国際医療福祉大学）
　園田　茂（藤田医科大学七栗記念病院）
　中馬　孝容（滋賀県立総合病院）
　向野　雅彦（藤田医科大学）

厚生労働省国立保健医療科学院
　筒井　孝子（現：兵庫県立大学大学院）
　コタンサン　アレクシ（前：兵庫県立大学大学院）
　大夛賀　政昭

原著者紹介

Jerome Bickenbach, PhD, LLB
　ICF研究部門（ICF Research Branch）の運営委員会メンバーであり，WHOでICFの開発に携わった．現在，WHOの生活機能グループ（Functioning and Disability Reference Group：FDRG）のメンバーである．

Alarcos Cieza, Psychologist, PhD, MPH
　ICF研究部門の運営委員会メンバーである．2001年より数種類のICFコアセットの開発プロセスを統率してきている．WHOのICF e-ラーニングツールの開発も主導しており，その他のトレーニング教材の開発，ICFコアセットに基づく記述のためのツールの開発にも携わった．WHOの生活機能グループのメンバーであり，ICFの改定に貢献するとともに，計測グループ（measurement group）も統率している．

Todd E. Davenport, PT, DPT, OCS
　ICFとICFコアセットを筋骨格系の患者のケアにおける理学療法に適用している．

Reuben Escorpizo, PT, MSc, DPT
　職業リハビリテーションのためのICFコアセットの開発を統率した．ICFコアセットの妥当性検証に協力している．

Monika Finger, PT, MSc
　職業リハビリテーションのためのICFコアセットの開発，ならびにICFコアセットに基づく職業リハビリテーションのための質問紙の開発と妥当性検証に参加した．

Andrea Glässel, PT, BSc, MSc Neuroreha, MPH
　数種類のICFコアセットの開発と妥当性検証に参加した．数々の保健専門職の学位プログラムでICFのトレーニングを提供している．

Miriam Lückenkemper, MA Psycology/Communication science
　ICFに基づく計測，マニュアル，職業リハビリテーションのためのICFコアセットの開発および妥当性検証に参加した．

Pavel Ptyushkin, MD, MPH
　ICFに焦点を合わせたヨーロッパにおける健康と障害に関する集学的リサーチネットワーク（Multidisciplinary Research Network on Health and Disability in Europe：MURINET）に従事し，外傷性脳損傷，および双極性障害のためのICFコアセットの開発と妥当性検証に参加した．ICFのトレーニングワークショップを開催してきている．

Alexandra Rauch, PT, Health scientist BSc, MPH
　数種類のICFコアセット，ICFコアセットに基づく記述ツール，いろいろなICFトレーニング教材の開発と妥当性検証に参加した．ICFトレーニングワークショップのリーダーである．

Sean D. Rundell, PT, MS, DPT, OCS
　ICFモデルとICFコアセットを筋骨格系の患者のケアにおける理学療法に適用している．

Melissa Selb, (Vocational) Rehabilitation Counselor, MSc
　ICF研究部門のコーディネーターで，数種類のICFコアセット合意形成会議の組織化チーム（organizational team of several ICF Core Set consensus conferences）のメンバーである．ICFトレーニングワークショップを開催してきている．

Gerold Stucki, MD, MS
　Lucerne大学の保健科学・保健政策学部門（Department of Health Sciences and Health Policy）を主宰する教授職にある．スイス対麻痺研究（Swiss Paraplegic Research：SPR），およびICF研究部門のディレクターを務める．WHO国際分類ファミリーネットワーク（WHO Family of International Classifications：WHO-FIC）ネットワークの共同議長（Co-Chair），および国際リハビリテーション医学会（International Society of Physical and Rehabilitation Medicine：ISPRM）の会長（president）として，医学，リハビリテーション，保健分野全般におけるICFの実践を推進している．このゴールに向けてICFコアセットプロジェクトを立ち上げ，運営委員会のメンバーとしてこれらの発展を先導している．

目次

推薦の言葉 ··· v
翻訳にあたって ·· vii
監訳・翻訳者一覧 ·· ix
原著者紹介 ··· x
まえがき ·· xiii
Gerold Stucki

1 生活機能とは何か？ なぜ重要なのか？ ··· 1
Jerome Bickenbach

2 国際生活機能分類への入門 ··· 3
Alexandra Rauch, Miriam Lückenkemper, Alarcos Cieza
   2.1 生活機能と障害と健康の統合モデル ··· 3
   2.2 ICF 分類のコードと構造 ··· 5
   2.3 ICF 評価点 ·· 6

3 ICF コアセット ··· 10
Pavel Ptyushkin, Melissa Selb, Alarcos Cieza
   3.1 ICF コアセットの開発プロセス ··· 11
   3.2 入手可能な ICF コアセット ··· 12
   3.3 ICF コアセットの種類 ·· 14

4 臨床実践における ICF コアセットの使用 ·· 16
Alexandra Rauch, Miriam Lückenkemper, Alarcos Cieza
   4.1 ICF コアセットの選び方（何を評価するのか？） ··························· 16
   4.2 生活機能レベルの記述（どのように記述すればよいか？） ············ 19
   4.3 記録用フォーム ·· 23

5 使用症例 ··· 28
   5.1 使用症例 1：急性期ケアにおける筋骨格系健康状態のための ICF コアセットの適用 ···· 29
      Alexandra Rauch
   5.2 使用症例 2：亜急性期ケアにおける脊髄損傷のための包括 ICF コアセットの適用 ···· 42
      Alexandra Rauch
   5.3 使用症例 3：長期ケアにおける多発性硬化症のための ICF コアセットの適用 ············ 56
      Andrea Glässel, Miriam Lückenkemper
   5.4 使用症例 4：長期ケアにおける職業リハビリテーションのための ICF コアセットの適用
·· 66
      Monika Finger, Miriam Lückenkemper

5.5　使用症例5：長期ケアにおける腰痛のためのICFコアセットの適用 ················ 76
　　　　Todd Davenport, Sean Rundell, Reuben Escorpizo
6　文　献 ·· 91
7　謝　辞 ·· 96
8　キーターム ·· 109
9　付属CD-ROMの内容 ·· 110

付属CD-ROMについて ·· 112

　このマニュアルの中で取り上げられている生活機能プロフィールを作成するための記録用フォームはインターネット上でも自由に閲覧可能となっている（www.icf-core-sets.org）.

まえがき

Gerold Stucki

　健康状態の診断と個人の生活機能の評価は臨床実践の中核にある．健康状態の診断および分類に対して医療専門職は100年以上にわたって世界保健機関（WHO）の*国際疾病分類*（*International Classification of Diseases*：ICD）に頼り，その第11版がまもなく公開される．生活機能の記述と評価については，医療専門職は10年前からICDと対をなす*国際生活機能分類*（*International Classification of Functioning, Disability and Health*：ICF）を使用することができるようになった．現在，ICFとICFは保健統計に使用されており，そのおかげで死亡率，罹患率，障害に関するデータを画一的かつ国際的に比較できる方法で収集することができている．これらの分類は受給資格や医療費の償還など様々なことに役立たせることができる．しかし最も重要なことは，本書で述べるようなICFに基づくツールを用い，標準化された生活機能の記述を提供することによって，ICFは臨床実践の質を高める大いなる可能性を有しているということである．このような情報はすべての臨床実践に重要である．これらのデータが生活機能の臨床評価，医療サービスと医療介入の割り振り，そのサービスと介入の管理を，アウトカムの評価も含めて構造化するのである．本書では，一貫した診療と比較可能なアウトカムの両者を実現するために標準化が最も重要である生活機能の記述に焦点をあてる．

　2001年にICFが世界保健会議（WHO総会）によって承認された．これは，生活機能と障害に対する考え方のパラダイムシフトのみならず，世界中で健康と障害のデータを初めて比較可能にする完成された分類ツールを生み出したという，比類まれな国際協力の働きの成果として象徴的な出来事である．しかし，網羅的な分類を構築するという点において，ICFは実用的なツールとしてそのまま利用できるものでないということは明白である．臨床家たちが日常の診療において必要としているのは，ICFの中の一部に過ぎないのである．臨床実践のためのICFを基にした実用的なツールの必要性に対応し，2001年のICF導入直後にICFコアセットのプロジェクトが始まった[1-2]．

　ICFコアセットは医療専門職に対して，特定の保健の分野に対応した非常に貴重なツールをもたらすものである．医療専門職は本書をみれば，臨床の記述と生活機能の評価を構造化するためにICFコアセットを適用するための実用的な方針を知ることができるであろう．ICFコアセットはすべての医療従事者のために開発されたものであるが，本書では特にリハビリテーションの分野でICFコアセットを適用する医療専門職のニーズに焦点をあてる．本書は本質的に多職種に向けられたものであり，様々な環境で働いている従事者だけではなく，医療専門職の学生やその先生，指導者にも利用してもらえるであろう．

　本書の利用を促進するために，それぞれの章は別個に読むことが可能となっている．本書では，実際に経験している健康としての生活機能の概念を第1章で説明する．次に，ICFを紹介し，ICFコアセット開発のプロセスと範囲を紹介する．また，ICFの実用的な使用にかかわる原則を紹介する理論的な章に続き，様々な状況におけるICFコアセットの適用事例を紹介する．臨床

実践におけるICFコアセットの使用を促進するために，1,400頁以上の記録用フォームを収載したCDも付属している．

　本書の編集者と筆者たちは，ICFとICFコアセットの実践が患者の問題とそのニーズに対する最適な対処法についての理解をより深めることにつながるという，大きな可能性を熱烈に信じている．本書を作ることが可能となったのは，世界中の医療専門家たちの目覚ましい努力と，Bedirhan Üstün先生によって率いられ，Nenad Kostanjsek氏によってコーディネートされたWHOの「分類，用語，基準のチーム」からの素晴らしいサポートがあったからである．この傑出した貴重な実用的ツールに貢献したすべての皆様に感謝したい．

　ICFとICFコアセットはまだ新しく，臨床実践の場で使うためにはまだ多くのチャレンジが残されている．そのため，われわれは本書の利用者がドイツ（のDIMDI）にあるWHO国際統計分類協力センターと協同するICF研究部門（www.icf-research-branch.org）と協力し，ICFとICFコアセットのこれからの発展に関与してくれるようになることを期待したい．お互いから学び合いましょう！

1 生活機能とは何か？なぜ重要なのか？

Jerome Bickenbach

　誰でも健康という言葉を理解しているが，実は，これに正確な定義はない．数年間，健康の定義を検討したある研究者は，「十分に栄養に富みながら，まだ消化できるという健康の概念に定義をくだすことは不可能なようである．」と諦めた[3]．一方，「健康とは，病気でないとか，弱っていないということではなく，肉体的にも，精神的にも，そして社会的にも，すべてが満たされた状態にあることをいう．」という WHO の定義は有名であるが，人の健康に関するデータの収集，患者の評価，医療介入の企画，目指されているアウトカムの記述などを行う際にこの定義を使っている者は一人もいない．健康情報に関して実用性が求められているときは，健康のより具体的な定義が必要となる．健康には何が重要なのかに着目しなければならない．寿命は確かに重要であるが，多数の人にとってそれよりも重要なのは，生きている間に何ができて何ができないかということにある．つまり健康とは，われわれが日常的にどのように機能する（function）のとかかわる．この肯定的かつ実用的な一面を反映するために，WHO は「生活機能（functioning）」という言葉を用い，その概念に基づいて*国際生活機能分類（ICF）*が作成された．

　WHO が使っている生活機能の第一の特徴は，普段用いている英語の「functioning」に比べ，範囲がより広く，かつ，より狭いということである．つまり，人間にしか当てはまらないという意味で，より範囲が狭いが，しかし現在の自分や将来なりたいものすべて（親，労働者，有権者）と同様に，すべての心身機能（body functions）と身体構造（body structures）と人々が為すすべてのこと（行動，作業，技能）を捉えているという点で，とてつもなく広範である．ICF コアセットとその適用を理解するために重要であるので，第 2 章では，ICF において WHO の生活機能がどのように使われているのかを詳細に説明する．ここでは，WHO がどのように生活機能の概念を用いようとしているのかに着目する．

　WHO にとって，生活機能というのは人間の機能，つまり心身機能と身体構造と自分がやっていること，およびなりたいものにおける特定の領域（domains）のセットを指すものである．この生活機能の領域は ICF における項目のカテゴリーに相当する．また，WHO は生活機能を連続的な概念として把握し，「完全に機能する状態」から「完全に機能しない状態」との間に測定可能な連続体が存在すること[1]を前提にしている．つまり，WHO によれば，人々の生活機能に困難（difficulty）が存在すれば，その結果が障害（disability）である．「障害」という言葉は，理論に着目する人によっても，臨床に着目する人によっても数え切れない様々な方法で定義されてきたという窮状がある．専門職のなかでも障害の意味に関して意見が一致していない．そのため，WHO が生活機能に基づいて障害の概念を定義したのである．つまり，障害とはそれぞれの領域において完全に機能する状態と完全に機能しない状態との間の連続体にある特定の生活機能のレ

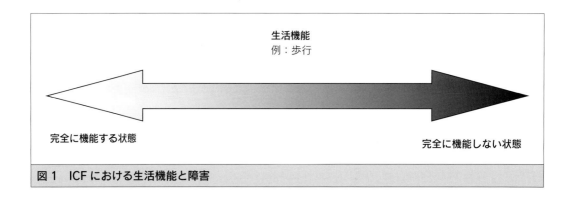

図1 ICFにおける生活機能と障害

ベルを下回る状態にあることを意味する.

　この閾値がどこにあるのかはWHOが定めるものではなく，科学と臨床，疫学および人口に基づく標準値の問題である．また，経済的および政治的な決断であると認めざるを得ない．つまり，それはWHOの決断ではなく，それぞれの国が障害の閾値を特定し，医療専門職と従事者のコミュニティから理解を得なければならない．当然ながら，完全に機能しない状態は障害となるが，その前に閾値を決めなければ理解は得られない．同様に，完全に機能する状態の近くに閾値をおいても，理解を得ることはできない．つまり，障害の閾値は連続体の中間辺りにあるが，完全に機能しない状態のほうにより近いと考えられる．図1は，WHOが考えた生活機能と障害の関係性を表す連続体を図示したものである．

　医療専門職にとって生活機能の概念が重要である主な理由は，何よりもまず第一に，生活機能が患者にとって重要であるからである．患者は医療上の事実を知りたいというよりも，自分で歩けるようになるのか，働けるようになるのか，近くに住んでいる自分の友達に会いに行けるのかということを知りたいのである．われわれは皆，健康を大切なものだと考えている．というのは，健康は人生におけるすべての行為に影響を及ぼすからである．第二の理由は，医療介入のアウトカムを最も適切に記述するのは生活機能であるからである．そして最後に，生活機能における問題から客観的な医療サービスの必要性とサービスに対する主観的な要求の両方を予測できるということをわれわれは知っている．それゆえに，行政上，保健制度計画は生活機能に関する質の高い情報に依存している．

　実際の臨床と公衆衛生においては，WHOによる生活機能の考え方は，記述データの収集と分析という課題に用いられる．個人および人口の両レベルにおいて，生活機能は予防，治療，リハビリテーション（以下，リハ），支援という公衆衛生の4つの主な戦略のアウトカムを記述する．生活機能の改善を目指すとき，治療とリハという主要なアウトカム，もしくは予防と支援という関連するアウトカムが考えられるのである[4]．また，生活機能というものは個人の臨床的な評価を行う際にも有用である．第2章で示すようにICFにおける生活機能の枠組みは，臨床および患者中心の評価ツールを改善するための共通の用語と概念モデルを提供するものである．このように，たとえば国際ネットワークOMERACT (Outcome Measures in Rheumatology)は，関節リウマチの実際の体験について考える際に何を測定すればよいかを理解するために，ICFを参照モデルとして採用している[5]．また，ICFは本書が臨床での使用のためのガイドを提供するICFコアセットの基盤でもある．

2 国際生活機能分類への入門

Alexandra Rauch, Miriam Lückenkemper, Alarcos Cieza

2001年5月に世界保健会議がWHOの*国際生活機能分類(ICF)*[6]を承認した．ICFは生活機能と障害の記述について，包括的かつ標準的な枠組みと言語を提供する．第1章で説明されているように，生活機能とは実際に経験している健康である．生活機能の理解を深めるために，ICFは個人と個人の環境の構成要素間の相互作用に基づく多元的なアプローチを提供する．ICFは分類法の一つとして，生活機能と環境因子の構成要素を体系的に分類し，グループ化する．生活機能と環境因子はそれぞれの領域（章とブロック）およびカテゴリーで構成されている．生活機能のそれぞれの領域とカテゴリーにおける問題（つまり障害）の程度を表すために評価点（qualifiers）が提供されている．第2章ではICFの基本的な概念を紹介する．

2.1. 生活機能と障害と健康の統合モデル

生活機能（Functioning）は，心身機能（Body Functions），身体構造（Body Structures），活動（Activities），参加（Participation）を含む包括的用語である．障害（disability）とは，心身機能と身体構造の場合に機能障害あるいは構造障害（いずれもimpairments）を指し，活動の場合に制限（limitations），参加の場合に制約（restrictions）を指す（これらすべての構成要素の定義を**表1**に示す）．最も重要なことは，生活機能は健康状態（health condition）（病気〈疾病〉，変調，傷害

表1 生活機能と障害モデルにおける構成要素の定義

肯定的	否定的
心身機能とは身体系の生理的機能（心理的機能を含む）である．	**機能障害（構造障害を含む）**とは，著しい変異や喪失などといった，心身機能または身体構造上の問題である．
身体構造とは，器官・肢体とその構成部分などの，身体の解剖学的部分である．	
活動とは，課題や行為の個人による遂行のことである．	**活動制限**とは，個人が活動を行うときに生じる難しさのことである．
参加とは，生活・人生場面への関わりのことである．	**参加制約**とは個人が何らかの生活・人生場面に関わるときに経験する難しさのことである．
促進因子	**阻害因子**
環境因子とは，人々が生活し，人生を送っている物的な環境や社会的環境，人々の社会的な態度による環境を構成する因子のことである．	
個人因子とは，人々の人生や生活の特別な背景であり，健康状態や健康状況以外のその人の特徴からなる．	

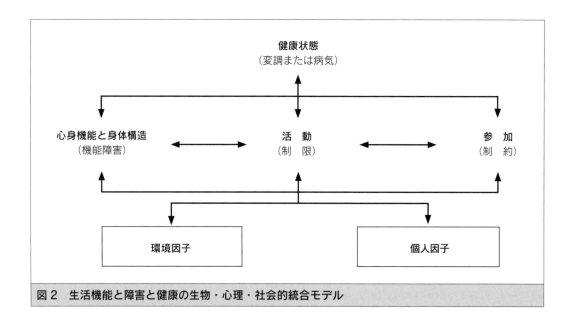

図2　生活機能と障害と健康の生物・心理・社会的統合モデル

を含む)と関連するが,健康状態と直接結びつくものとして概念化されているのではなく,むしろ背景因子(contextual factors)〔環境因子(Environmental Factors)と個人因子(Personal Factors)〕の相互作用の結果として概念化されているということである.この構成要素の間の相互作用はダイナミックであり,双方向性をもっている.つまり,1つの構成要素が変わると1つまたは1つ以上の他の構成要素が影響される可能性がある.この理解は,**図2**のICFの生物・心理・社会的統合モデルに図示されている.

　図2では,ICFモデルは環境因子と個人因子が個人の生活機能と障害のレベルに対して重要な役割を果たしていることを示している.環境因子は*阻害因子(barriers)*(障害を生み出し,障害の重篤度を増大したりする因子)と*促進因子(facilitators)*(障害を改善したり,あるいはなくしたりさえする因子)として作用する.そのため,個人の機能レベルを評価するときは必ず環境因子を考慮するべきである.

　このモデルを通して,ICFは生活機能と障害の理解を深めることに貢献し,実際に経験している健康を記述するためにより相応しいアプローチを提供する.また,このモデルは生活機能の分類の基盤でもある.

　WHO's Family of International Classifications：WHOFIC(国際分類ファミリー)[7]のすべての標準的な分類と同様に,ICFは生活機能と環境因子に関係するすべての構成要素を分類することによって,生活機能を記述するための標準的な言語を提供している.健康状態(変調または病気〈疾病〉)は生活機能と障害と健康の統合モデルにおける構成要素の一部であり,*International Classification of Diseases*：ICD(国際疾病分類)[8]を用いて分類できるものである.ICDとICFは相互補完的なものであり,健康状態と健康状態が個人の生活機能にもたらす影響を記述する際には,利用者はICFとICDを同時に用いることが勧められている.

2.2. ICF 分類のコードと構造

ICF 分類は階層的な構造をとっている（図3）．全体的に，ICF 分類には2つの部門がある．それは，(1)"生活機能と障害"，(2)"背景因子"である．その2つの部門にはそれぞれ2つの*構成要素*（*components*）がある．第1部が"心身機能と身体構造"と"活動と参加"，第2部は"環境因子"と"個人因子"である．生活機能と障害と健康の統合モデルには個人因子が含まれるが，ICF ではまだ分類化されていない．

分類されているすべての構成要素においては，*章*（*chapters*）が第1レベルとなる．コード化するために，それぞれの章は*カテゴリー*（*categories*）と呼ばれる基本要素に細分されている．そのカテゴリーには，第2，第3，第4レベルがある．

その章とカテゴリーのコードは，データの収集，比較のための分類用の共通言語を構成し，すべての国，言語，そして文化にわたって用いることができる．ICF のコードには文字が付与されており（b は心身機能，s は身体構造，d は活動と参加，e は環境因子），それらの文字の後には，数字のコードが続く．つまり，下記の例でわかるように，その数字のコードには章の場合では1桁，第2レベルの場合では3桁，第3レベルの場合では4桁，第4レベルの場合では5桁となる．

```
b2    感覚機能と痛み            第1レベル（章）
  b280  痛みの感覚              第2レベルのカテゴリー
```

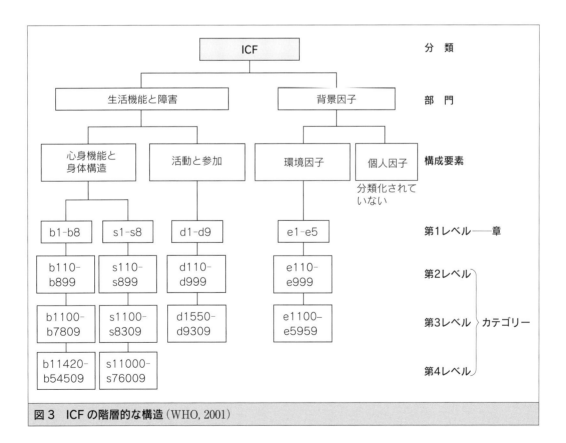

図3　ICF の階層的な構造（WHO, 2001）

```
        b2801    身体の局所的な痛み              第3レベルのカテゴリー
                b28010   頭頸部の痛み  ⎫
                b28011   胸部の痛み    ⎪
                b28012   腹部の痛み    ⎪
                b28013   背部の痛み    ⎬  第4レベルのカテゴリー
                b28014   上肢の痛み    ⎪
                b28015   下肢の痛み    ⎪
                b28016   関節の痛み    ⎭
```

　分類の階層的な構造によって，利用者が幅広い記述〔たとえば，第1レベル（章）および第2レベルのカテゴリーを使用する〕，あるいは生活機能の一つの分野におけるより細かい記述（たとえば，第3レベルと第4レベルを使用する）を選択することができる．上記の例でわかるように，レベルが上がると特異性も増大する．その階層的な構造により，ICFの利用者は自分のニーズに合わせて特異性のレベルを選択することができる．

　下記の例で示すように，身体構造以外のすべてのカテゴリーには定義と「含まれるもの」および「除かれるもの」が用意されている．

> **d510　自分の身体を洗うこと**
> 　清浄や乾燥のための適切な用具や手段を用い，水を使って，全身や身体の一部を洗って拭き乾かすこと．例えば，入浴すること，シャワーを浴びること，手や足，顔，髪を洗うこと，タオルで拭き乾かすこと．
> *含まれるもの：身体の一部や全身を洗うこと，自分の身体を拭き乾かすこと．*
> *除かれるもの：身体各部の手入れ(d520), 排泄(d530).*

　定義と「含まれるもの」はカテゴリーの意味を細かく記述し，従事者によるICFの利用を支援する．「除かれるもの」は関連するICFのカテゴリーを区別するために役に立つ．

　利便性の高い分類構造を作るために，多くの場合，章はカテゴリーのブロックに分けられている．ブロックによってカテゴリーは共通のテーマに分類される．たとえば，*筋の機能（b730-b749）のブロックはb730 筋力の機能，b735 筋緊張の機能，b740 筋の持久性機能，b749 その他の特定の，および詳細不明の，筋の機能を含み，家事のブロック（d630-d649）はd630 調理，d640 調理以外の家事，d649 その他の特定の，および詳細不明の，家事を含む．*ブロックは厳密には分類の構造の一部ではなく，通常はコード化には用いられない．

　ICFにおける生活機能のカテゴリーによって医療と健康関連の領域が形作られているが，生活機能と障害の程度を明らかにするために必要な情報をすべて把握できるよう，ICF評価点（ICF qualifiers）が用いられることになっている．また，個人因子は分類化されていないが，利用者が自分の使用目的に合わせ，その個人因子を記述し，評価してもよい．

2.3. ICF評価点

　生活機能のすべての構成要素（心身機能，身体構造，活動と参加）においては，第1評価点が

生活機能における問題の程度を表す．より詳しく言うと，完全に機能する状態(問題なし)から完全に機能しない状態(完全な問題)までの間を，軽度，中等度，重度で表す．生活機能における「問題なし」というのは，問題が存在していないことを意味し，つまり最適な，完全な，あるいは優れた生活機能を含むものと理解できる．環境因子の場合における第1評価点は，環境因子が生活機能にもたらす肯定的影響(促進因子)，あるいは否定的影響(阻害因子)の程度を表している．環境因子は生活機能に及ぼす悪い影響によって(たとえば，悪質な空気が呼吸にもたらす影響)，あるいは欠落していることによる影響(たとえば，家事の手伝いの欠如からの影響)によっては，阻害因子の一つとして評価される．ある状況では，ICFのカテゴリーの不適切さ，または情報不足の影響により，生活機能を記述すること，または障害の程度と環境からの影響を評価することが不可能となることがある．その場合には，.8と.9のコードを使用する．生活機能と障害のレベルを表すために，すべての構成要素に対して同じ*共通スケール*が用いられる(**表2**)．

ICFのコードが意味をもつためには，少なくとも1つの評価点を必要とする．つまり，ICFのコード(つまり，文字と数字のコード)の後に小数点を書き，少なくとも第1評価点を書く必要がある．たとえば，「b28016.3」(関節の痛みに関する重度の障害)と書く．環境因子の場合では，小数点のみを書くと阻害因子となるが，促進因子の場合には小数点の代わりに「＋」を書く．たとえば，「e310＋4」(家族における完全な促進因子)と記載する．

心身機能以外のすべての構成要素には複数の評価点を付けることができる(**表3**)．身体構造の場合では3つの評価点を使うことができる(第1評価点は構造障害の程度，第2評価点は構造障害の性質，第3評価点は構造障害の部位となる)．たとえば，s7501.412のICFコードは左(2)の下腿の構造(s7501)の全欠損(1)による完全な構造障害(4)を示す．

活動と参加は，2つの評価点を必要とする．第1評価点は活動と参加に対する実行状況(performance)，第2評価点は個人の能力(capacity)を示す．実行状況とは，(人生を送っている物的な環境や社会的環境，人々の社会的な態度による環境を含め)環境因子の否定的と肯定的な側面をふまえ，個人が現在の環境のもとで行っている活動と参加を示す．一方，能力とは課題や行為を遂行する個人の内在能力を示す．個人の真の能力を示すために，第2評価点は支援なしの状態，

表2 ICF評価点の共通スケール

心身機能，身体構造，参加と活動における第1評価点

xxx.0	問題なし	(なし，存在しない，無視できる……)	0-4%
xxx.1	軽度の問題	(わずかな，低い……)	5-24%
xxx.2	中等度の問題	(中程度の，かなりの……)	25-49%
xxx.3	重度の問題	(高度の，極度の……)	50-95%
xxx.4	完全な問題	(全くの……)	96-100%
xxx.8	詳細不明(問題の程度を示すのに十分な情報がないときに使う)		
xxx.9	非該当(カテゴリーが適用しないときに使う．たとえば，男性を対象に「b650月経の機能」)		

環境因子の評価点

xxx.0	阻害因子なし	xxx＋0	促進因子なし
xxx.1	軽度の阻害因子	xxx＋1	軽度の促進因子
xxx.2	中等度の阻害因子	xxx＋2	中等度の促進因子
xxx.3	重度の阻害因子	xxx＋3	高度の促進因子
xxx.4	完全な阻害因子	xxx＋4	完全な促進因子
xxx.8	詳細不明の阻害因子	xxx＋8	詳細不明の促進因子
xxx.9	非該当	xxx.9	非該当

つまり福祉用具や人的支援，または阻害因子であっても促進因子であっても環境因子を考慮せずに評価する．能力に関して情報を得るのに最も適切と考えられる環境は，テスト場面のような中立的な環境である．実行状況と能力の間の違いは，個人の環境において環境因子が生活機能にもたらす影響を反映している．たとえば，d450.13のICFコードは歩行の能力が大きく制限されていること（3＝能力における重度の困難）を示しているが，1（＝実行状況に軽度の困難がある）はその能力の制限が環境因子（たとえば，杖などの使用）によって補われている状況を表している．

表3 環境因子と生活機能の構成要素における評価点の概要

構成要素	第1評価点	第2評価点	第3評価点
心身機能	機能障害の程度 0＝機能障害なし 1＝軽度の機能障害 2＝中等度の機能障害 3＝重度の機能障害 4＝完全な機能障害 8＝詳細不明 9＝非該当	—	—
身体構造	構造障害の程度 0＝構造障害なし 1＝軽度の構造障害 2＝中等度の構造障害 3＝重度の構造障害 4＝完全な構造障害 8＝詳細不明 9＝非該当	構造障害の性質 0＝構造に変化なし 1＝全欠損 2＝部分的欠損 3＝付加的な部分 4＝異常な大きさ 5＝不連続 6＝位置の変異 7＝構造上の質的変化（液の貯留を含む） 8＝詳細不明 9＝非該当	構造障害の部位 0＝2部位以上 1＝右 2＝左 3＝両側 4＝前面 5＝後面 6＝近位 7＝遠位 8＝詳細不明 9＝非該当
活動と参加	実行状況における困難の程度 0＝困難なし 1＝軽度の困難 2＝中等度の困難 3＝重度の困難 4＝完全な困難 8＝詳細不明 9＝非該当	能力における困難の程度 0＝困難なし 1＝軽度の困難 2＝中等度の困難 3＝重度の困難 4＝完全な困難 8＝詳細不明 9＝非該当	
環境因子	環境からの影響の程度 0＝阻害因子なし 1＝軽度の阻害因子 2＝中等度の阻害因子 3＝重度の阻害因子 4＝完全な阻害因子 8＝詳細不明の阻害因子 9＝非該当 または ＋0＝促進因子なし ＋1＝軽度の促進因子 ＋2＝中等度の促進因子 ＋3＝高度の促進因子 ＋4＝完全な促進因子 ＋8＝詳細不明の促進因子 9＝非該当	—	—

また，2つの追加可能な評価点を用い，より細かい情報を付け加えることもできる．それは支援ありでの能力を示す第3評価点と，支援なしでの実行状況を示す第4評価点である．

環境因子は1つだけの評価点によって定量化される．環境因子が促進因子である場合，生活機能および機能障害のレベルにもたらす影響は肯定的に，阻害因子である場合は否定的となる．その違いを表すために，コード番号の次に促進因子の場合では小数点の代わりに＋記号（＋X）を付け，阻害因子の場合では小数点を付ける（.X）．たとえば，e310＋2とは，家族における中等度の促進因子を示すが，e310.2は家族における中等度の阻害因子を示す．

評価点はICFコードを完成させ，個人の生活機能と障害のレベルに関する全体像を提供する．あるカテゴリーにおける生活機能のレベルが，別の標準化ツールやその他の別の情報源を元に評価されるような場合は，その結果をICF評価点に"変換"することができる．このように，評価点を用いることで個人の生活機能のレベルについての共通理解が促進される．さらに，第5章の使用症例で示されているような生活機能プロフィールを作成することも可能となる．

ICFは，生活機能と障害を記述するための科学的なツールであり，標準化された国際分類である．ICFの適用はデータの標準化，および収集と比較を促進する．ICFは遺漏のない網羅的な分類であるが，日常の臨床診療現場では使いにくい場合がある．この問題を解決するためには，"保健統計と医療レポートに必要な情報を失うことなく，利用者のニーズに合わせてあつらえられている"[9]実用的なツールが必要である．ICFコアセットはこの必要性に対応するために開発された．

Summary Box

- ICFの基盤となったのは，*生活機能と障害と健康の生物・心理・社会的統合モデル*である．
- モデルは，*心身機能，身体構造，参加と活動，環境因子と個人因子*の構成要素の間のダイナミックな相互作用を示す．
- 生活機能というのは*健康状態*と*背景因子*（環境因子と個人因子）の相互作用の結果である．
- ICFには(1)生活機能と障害，(2)背景因子という2つの部門があり，それぞれは*2つの構成要素*からなる．それは，第1部「心身機能と身体構造」と「参加と活動」，第2部「環境因子」と「個人因子」である．
- 分類には*4つのレベル*がある．それは，章を表す第1レベルと，さらに細かく分けられた第2レベル，第3レベル，第4レベルのカテゴリーである．
- *ICF評価点*は完全に機能する状態（"問題なし"）から，"軽度の"，"中等度の"，"重度の"，"完全な"までの範囲で問題の程度（障害のレベル）を表す．
- 意味をもった情報を提供するために，ICFのコードには1つ以上の評価点を付けなければならない．
- 参加と活動には基本的に2つの評価点を付ける．1つ目は*実行状況*，2つ目は*能力*を示す．
- 環境因子の場合，評価点は因子が*促進因子*あるいは*阻害因子*として生活機能に働きかける程度を示している．

3 ICF コアセット

Pavel Ptyushkin, Melissa Selb, Alarcos Cieza

　分類には，本質的に網羅的であることが求められる．標準的な分類の一つとして，ICF は生活機能の経験を形成する医療と健康関連の領域をもれなくカバーしているという点で網羅的である．1,400 以上のカテゴリーを用いることで，ICF は特にカバーする領域に関して，網羅的であるという形式的な基準を満たしている．しかしながら，網羅的であることはしばしば煩雑であり，実用的でないこともある．ICF に対する一般的な批判は，包括的で複雑すぎるために日常的に臨床で使用するのが困難であるということである．

　実用性というこの明確なニーズは，WHO がドイツにある WHO 国際統計分類協力センター (German Institute of Medical Documentation and Information, DIMDI に設けられている) と協同している ICF 研究部門 (ICF Research Branch) と一緒に ICF コアセットの開発のために連携して動く主たる要因となった[10]．ICF コアセットとは ICF 分類の全体から選択された複数のカテゴリーであり，科学的に構造化されたプロセスを通して開発されてきた．これは，生活機能と障害を記述するための利用者に優しいツールとなる．様々な医療背景（急性期，亜急性期，長期など），様々な健康状態や状態群に対して複数の ICF コアセットが開発されてきた[11]．多くの場合，ICF コアセットは第2もしくは第3レベルのカテゴリーを含んでいるが，記述レベルが細かすぎる場合もあり，第1レベル（章）もときとして使用されている．たとえば，外傷性脳損傷 (Traumatic Brain Injury) のための短縮 ICF コアセットにおける *d5 セルフケア*などがある．また，炎症性腸疾患のための短縮および包括 ICF コアセットにおける *d810-d839 教育*のように章のブロックが使用されていることもある．反対に，関節リウマチの短縮と包括 ICF コアセットにおける *b28016 関節の痛み*のように，ICF コアセットが第4レベルまでの詳細なカテゴリーを含む場合もある．

　ICF コアセットは，生活機能と障害を記述する必要があるすべての医療背景で使えるように開発されたが，本書では臨床実践の場における使用に焦点を絞っている．多くの臨床家は診断的に健康状態を記述している*国際疾病分類 (ICD)* に精通し，利用している[8]．しかし，ICF もまた臨床実践の場でますます使用されるようになりつつある．ICD と ICF を併用することは，2つの分類の相乗効果を生む．両者を使用することによって，健康状態の真の重要性についての理解を最適なものにするよう，診療情報と経験している健康に関する情報の両方が含まれていることが担保される[12]．

　臨床診療における ICF コアセットの目的は，特定の健康状態，健康状態群，そして医療背景に対して最も関連する ICF のカテゴリーを提示し，ICF 分類を日常診療のために実用的にすることである．臨床実践の場で ICF コアセットを使用することは，評価のすべての段階において，専門分野を超える生活機能の範囲であっても，患者をケアする専門職が関連する可能性のある生活機能のすべての局面に配慮できるよう補助することにより，多分野にまたがる包括的な生活機能の記述を支援するものである[13]．

3.1. ICF コアセットの開発プロセス

ICF コアセットは**図4**に示すような手順をふみ，厳密かつ複数の方法による科学的プロセスによって開発されている．

最初は4つの予備研究によってエビデンスが収集された．予備研究とは実証的な多施設研究，体系的な文献レビュー，質的な研究，および専門家調査である．*実証的な多施設研究*では，調査対象が経験した最も一般的な問題を，ICF のチェックリストを用いて同定した．*体系的な文献レビュー*では，特定の健康状態と健康状態群，または医療背景についての国際的な科学文献をまとめた．*専門家調査*では，専門家や専門職が担当している個々の対象者における問題点として妥当と考えられるものを特定した．これらの研究が専門家と専門職の視点を扱ったものであった一方で，*質的研究*は特定の健康状況で生活している人々の視点を反映したものである．予備研究の結果は，国際会議における構造化された意思決定と合意形成のプロセスのスタート点であった．会議の期間に，参加していた専門職やその他の専門家たちによって，どの ICF カテゴリーが ICF コアセットの最初の版に含まれるべきかが決められた[14-25]．ICF コアセットの妥当性検証は現在進行中のプロセスであり，患者の立場にたって焦点を絞った研究と同様に，様々な専門職の見方を具体化し，数々の統計学的なアプローチを根拠としている．この妥当性検証のプロセスについては，現存する ICF コアセットによってその進捗段階は異なっている．

ICF コアセットというのは，患者の特別な健康状態または特別な医療背景を評価するために，最も関連する ICF カテゴリーのリストを提示しているものである．利用者が目的のために必要であると考えるものであれば，追加の ICF カテゴリーを加えることを妨げるものではない．これは覚えておくべき重要なことである．もう一つ覚えておくべき重要なことは，ICF コアセットが扱っているのは，そこに包括されている ICF カテゴリーを「どのように評価するのか」ではなく，「何を評価するのか」にすぎないということである．それゆえに，ICF コアセットが何であるか，何でないのかの認識には注目しなければならない．ICF コアセットの何たるかは**表4**にまとめられている．

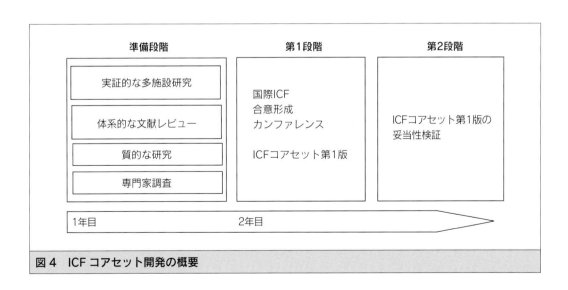

図4　ICF コアセット開発の概要

表4 ICF コアセットとは何か

ICF コアセットは…

● ICF 全体に代わるものではない…	…が，ICF の臨床使用を促進するアプローチを生み出すものである．
● 病気の因果を示すモデルではない…	…が，ある健康状態を考慮して生活機能を扱うものである．
● 臨床実践の場のみで用いるために開発されたのではなく…	…生活機能の記述が必要となるどのような背景においても用いることができるように開発された．
● 選ばれた健康状態や特定の背景にある患者に対して，生活機能のどの局面を記述するかを助言する…	…が，生活機能のこれらの局面をどのように計測するかを利用者に伝えるものではない．

3.2. 入手可能な ICF コアセット

　ICF コアセットの大部分は特異的な医療背景（急性期，亜急性期，長期）と特異的な健康状態（たとえば，うつ病，多発性硬化症など）を考慮し，患者の生活機能と障害を評価するために開発された．
　現在，31 種類の ICF コアセットが開発されている[26]．**表5** にそれらを紹介する（聴力損失と下肢切断に関する ICF コアセットはまだ開発中である）．

3.2.1 急性期ケアのための ICF コアセット

　急性期とは，亜急性期に先立ち，*外傷*，およびある*健康状態が発生した直後の期間*に当てはまる．*急性期ケアのための ICF コアセット*（神経系，呼吸循環系，筋骨格系の健康状態および炎症性関節炎）は，リハの提供を専門とするものを含め，急性期医療にかかわっている医師，看護師，療法士，その他の専門職のために開発された[28,59]．急性期ケア環境における入院期間は通常短く，生活機能における最も緊急な問題の解決に焦点がおかれる．急性期ケアのための ICF コアセットは，生活機能の重要な局面が見過ごされないことを担保しつつ，問題解決のプロセスを通じて臨床家を導くものである．急性期ケアのための ICF コアセットを用いることによって，フォローアップの際に必要な治療を特定することも可能である．

3.2.2 亜急性期ケアのための ICF コアセット

　亜急性期とは，急性期のイベントの後を受けて最初の包括的なリハが提供されているすべての種類の医療環境（急性期病院，リハセンター，外来診療施設）を指す．また，亜急性期の医療背景は，施設によって期間は異なるが，最初の包括的なリハの提供と同時に始まり，リハの終了と同時に終わる．神経系，呼吸循環系，筋骨格系の健康状態および脊髄損傷患者，高齢患者を対象とした亜急性期ケアのための ICF コアセットは，リハおよび高齢者ケアの提供を専門とするものを含め，医師，看護師，療法士，その他の専門職のために開発された．この段階においては，望ましい生活機能のレベルに到達するために，患者の生活機能におけるすべての関連するであろう局面，および関連する環境因子を考慮する必要がある．亜急性期の医療背景においては，ICF コアセットは標準化された報告をするための枠組みを提供し，患者を中心とした多職種連携の視点から生活機能の評価を促進するものである[28]．

表5 現在利用可能なICFコアセット

急性期ケア (acute care)	亜急性期ケア (post-acute care)	長期ケア (long-term care)
神経系健康状態[27]	神経系健康状態[28-29]	多発性硬化症[30] 脳卒中(呼吸循環系の健康状態でもある)[31] 外傷性脳損傷[32]
	脊髄損傷[33]	脊髄損傷[34]
呼吸循環系健康状態[35]	呼吸循環系健康状態[36]	慢性虚血性心疾患[37] 糖尿病[38] 肥満[39] 閉塞性肺疾患[40]
筋骨格系健康状態[41]	筋骨格系健康状態[42]	強直性脊椎炎[43] 広範囲の慢性的疼痛[44] 腰痛[45] 変形性関節症[46] 骨粗鬆症[47] 関節リウマチ[48]
急性炎症性関節炎[49]		
	高齢患者[50]	
		双極性障害[51]
		うつ病[52]
		乳癌[53]
		頭頸部癌[54]
		手の健康状態[55]
		炎症性腸疾患[56]
		睡眠[57]
		職業リハビリテーション[58]

3.2.3. 長期ケアのためのICFコアセット

長期とは，ある健康状態にある人々が地域に暮らしながら医療と医療ではないケアを間欠的に受ける期間である．長期ケアのためのICFコアセットは健康状態と関連し，負担となる様々な慢性的な健康状態のために開発されてきた．このICFコアセットは地域における生活期リハの現場で，あるいは地域の現場で利用されるように作成された[34]．医療関連の専門職だけでなく，社会福祉などその他の分野の専門家なども雇用者，家族，そして友人と同様に地域ケアに特に関与するので，患者のニーズと問題に関する議論は全員によって理解できる必要がある．そのために，長期ケアにとってICFコアセットによって提供される標準的な共通言語は非常に重要である．また，このケアの段階においては環境因子が患者の地域社会への統合に対して重要な役割を果たしており，このICFコアセットはこれらの環境因子の影響に注意を払っている．

3.2.4. 背景横断的なICFコアセット

すべてのICFコアセットと同様に，背景横断的なICFコアセットはそれだけを個別に適用することができるし，もしくは，他のICFコアセットと組み合わせて適用することも可能である．

職業リハのための ICF コアセットはその例である[60]．患者の地域社会への統合における重要な局面の一つは，仕事への復帰または職場環境に参加することである．職業リハは多元的なアプローチをとり，仕事に対する参加と復帰の最適化を目標とする．職業リハのための ICF コアセットは職業リハのプログラムにおいて個々のために何を評価し，報告するかについての一つの国際的な基準となっている．職業リハのための ICF コアセットは亜急性期ケアと長期ケアで適用が可能であり，職業リハのプログラムの実施に対して臨床家，研究者，保険者，政策担当者のための共通言語を提供する．

3.3. ICF コアセットの種類

ICF コアセットには，包括 ICF コアセット，短縮 ICF コアセット，一般セットという3つの種類がある．それぞれの特徴は下記の通りである．

3.3.1. 包括 ICF コアセット

包括 ICF コアセット（comprehensive ICF Core Set）は，特定の健康状態または特定の医療背景の患者が直面している代表的な問題を全体的に反映している．従事者が，患者にとって問題となる可能性がある生活機能の局面を見落とさないようにするためのチェックリストとして役立たせることが可能である．また，包括 ICF コアセットは広い範囲のカテゴリーを含むので，ある健康状態にある個人の生活機能を多職種が連携して徹底的に評価することを可能とする．

3.3.2. 短縮 ICF コアセット

短縮 ICF コアセット（Brief ICF Core Set）は包括 ICF コアセットに基づいて作成されたが，ICF コアセットが対象とする特定の健康状態または特定の医療背景の患者に対して考慮しなければならない ICF カテゴリーを含んでおり，生活機能と障害に対する個人の経験の最重要点を明らかにするものである．つまり，短縮 ICF コアセットは簡潔な評価がふさわしいときに使用する（たとえば，プライマリケアの場面であったり，単独の専門分野で利用する場合など）．その意味で，短縮 ICF コアセットは健康状態あるいは医療背景と関連する基本的な臨床的記述の出発点となる．加えて，疫学研究および臨床研究で生活機能と障害を効率的に評価するための最小限の基準となるためにも，短縮 ICF コアセットは開発された．

3.3.3. 一般セット

他の ICF コアセットでとられた開発アプローチと違って，一般セット（Generic Set）は計量心理学的な研究から開発された[61]．一般セットにある7つのカテゴリーは，どのような健康状態と医療背景においても，個人のそれぞれ異なる生活機能レベルを最も識別できるカテゴリーである．
　一般セットは公衆衛生と保健統計に重要である．健康と生活機能の鍵となる指標である少数の ICF カテゴリーだけを用いて，様々な健康状態，環境，分野，国，人種において生活機能を横断的に評価するために使用することができる．一般セットは生活機能の核心となる部分を反映し，

一目で見通すことができるような明確で理解しやすい生活機能の最初の洞察を，かかわるすべての医療および健康関連の専門職に提供する．このため，臨床的にも利用価値が高い．最も重要なことは，一般セットを用いると様々な健康状態を横断的に比較できるということである．したがって，他のどのICFコアセットを使用するときも，一般セットを併用することが重要である．単独の使用は生活機能に関する有用なまとめの情報を提供し，患者の病歴の最初のページに追加すると患者の生活機能レベルの全体像を簡潔に表すことができる．

明らかなことであるが，ICFコアセットの適用は相当な多方面にわたる．ICFコアセットを最適に利用するために必須なことは，利用の目的を決めることである．目的を把握すれば，適切なICFコアセットを選択できるであろう．

Summary Box

- ICFコアセットは，ICFを臨床で実践的に実施するためのツールである．
- ICFコアセットは，ICDと組み合わせて使用するべきである．
- 現在，多様な健康状態と医療背景を対象とする31のICFコアセットが利用可能である．
- ICFコアセットには3種類がある：包括ICFコアセット，短縮ICFコアセット，一般セット．
- ICFコアセットを利用するときは，情報の比較を可能にするために一般セットを同時に利用したほうがよい．
- ICFコアセットは多職種が連携した包括的な生活機能の評価をサポートする．
- ICFコアセットを最適に利用するために，利用の目的を明らかにすることが重要である．

4 臨床実践における ICF コアセットの使用

Alexandra Rauch, Miriam Lückenkemper, Alarcos Cieza

　臨床において，ICF コアセットは生活機能を記述するためのツールである．個人の生活機能についての情報は，臨床的評価，医療サービスの提供，医療介入，医療介入の計画化と実施，アウトカムの評価の中核にある．臨床の実践においては，ICF コアセットは生活機能の記述を構造化，ならびに標準化し，結果として評価を手引きすることに役立つ．ICF コアセットを用いて臨床現場で得られたすべての情報は集約が可能であり，研究，医療レポート，保健統計などの様々な用途で用いることができる．

　ICF コアセットは様々な健康状態と健康状態群，医療背景のために開発された．それぞれの 31 のコアセットは包括版または短縮版で入手が可能となっている．ICF コアセットを臨床現場で使用するためには，利用者が最も相応しい ICF コアセットを選んでから，生活機能の評価を行わなければならない．本章ではその 2 つの段階を紹介する．

4.1. ICF コアセットの選び方（何を評価するのか？）

　ICF コアセットを用いて生活機能を評価する利用者は，評価の目的をふまえて相応しい ICF コアセットを選ぶ．つまり，利用者が評価したい*特定の健康状態および健康状態群*をふまえ，ICF コアセットの中で相応しい ICF コアセットを選択することができる．また，利用者は記述が行われる医療背景も考慮する必要がある．さらに，利用者は生活機能のレベルを評価するために必要となる情報の量をふまえ，目的に合った ICF の*種類*（包括もしくは短縮）を選択する．下記で説明するように，どの生活機能の評価にも一般セットは含まれているべきである．

4.1.1. 特定の健康状態，もしくは健康状態群のための ICF コアセットの選択

　健康状態にある個人の生活機能を記述するためには，その記述が行われる医療背景を考慮する必要がある．それは個人に提供されているケアの連続体における背景である．急性期ケアと亜急性期ケアのためには，特定の健康状態群（condition groups）（神経系，呼吸循環系，筋骨格系）と急性炎症性関節炎のための ICF コアセットがいくつか存在している一方で，長期ケアのための ICF コアセットは特定の健康状態のためにしか開発されていない．つまり，適切な ICF コアセットを選ぶ際には，疾病と傷害，そして障害の状況を考慮する必要がある．たとえば，外傷性脳損傷（Traumatic Brain Injury：TBI）の個人の生活機能を評価するためには，健康状態に関連した

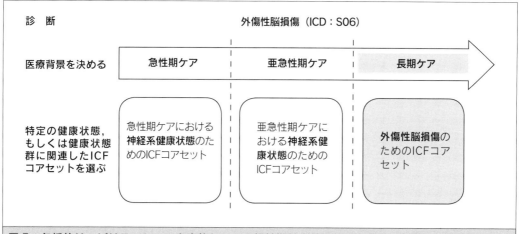

図5 包括的リハビリテーションを実施している慢性期外傷性脳損傷患者の生活機能を記述するための適切なICFコアセットの選択

TBIのためのICFコアセット[32]と，健康状態群として外傷性脳損傷をカバーする急性期ケアにおける神経系健康状態に対するICFコアセット[27]，およびその亜急性期版[29]を利用することができる．ICFコアセットをリハに特化された施設で包括的なリハを受けている個人に適用する場合は，たとえば外傷性脳損傷となってから2年後であればTBIのためのICFコアセットが選択されるべきである（図5）．外傷性脳損傷を受けた直後の患者の場合は，健康状態群に関連する急性期ケアにおける神経系健康状態のためのICFコアセットが最も相応しい．

一方，患者が急性期および亜急性期の高度専門施設に入所している場合は，従事者はその特定の健康状態に合わせたICFコアセットを選ぶほうが相応しい．たとえば，冠状動脈性心臓病による急性心筋梗塞のために心臓病センターに入所している患者の場合では，急性期の場合にも亜急性期の場合にも慢性虚血性心疾患のためのICFコアセット[37]を適用することができる．

健康状態群別のICFコアセットは，その健康状態群における様々な健康状態を含む．たとえば，急性期ケアにおける神経系健康状態のためのICFコアセット[27]，またはその亜急性期版[29]は，様々な疾病と外傷を包括している．それはたとえば，神経系疾患，頭部外傷，脳血管疾患，（中枢神経系の障害に影響を与える）癌，脊髄病変である．急性期ケアにおける神経系健康状態のためのICFコアセットは，これらの特定の疾患と外傷に関連がある場合に限って選択されるべきである．

4.1.2. ICFコアセットの種類の選び方

特定の健康状態にある個人の生活機能を記述するために適切なICFコアセットを選択した後には，ICFコアセットの種類を決める必要がある．ICFコアセットには3つの種類がある．それは，一般セット，短縮ICFコアセット，包括ICFコアセットであるが，その違いは含まれるICFのカテゴリーの数とその特異性である．適切な種類の選択は，ICFコアセットが使用される環境と使用の目的に大きくかかっている．利用者がICFコアセットの種類を最も適切に選ぶためには，後述の考慮すべき事柄が参考になる．

一般セット

　一般セットは，ICFの「心身機能」と「参加と活動」の構成要素から選ばれた第2レベルのカテゴリーを7つ含んでいる．その7つのカテゴリーは様々な健康状態と医療背景において一般的に使用できるように統計学的に決められた．そのため一般セットは，たとえば人口動態・保健統計のためになど，生活機能を簡潔に記述するために相応しい．汎用性が高いので，どのようなICFコアセットの種類を使うとしても，一般セットのカテゴリーを常に含むように用いることが強く推奨される．そうすれば，評価のために臨床環境で収集されたデータは保健統計や医療サービスの計画，研究などの他の目的にも使用できるようになり，適用をより広げることにつながるであろう．

短縮ICFコアセット

　短縮ICFコアセットはそれぞれの包括ICFコアセットから選ばれたすべてのICF構成要素からのカテゴリーを含む．前述の通り，臨床においては短縮ICFコアセットを使用すると，一般セットも同時に使用しなければならない．生活機能を広く浅く記述するために，短縮ICFコアセットに含まれているすべてのカテゴリーは第2レベルと第1レベルから選ばれている．短縮ICFコアセットでは，何らかの健康状態に関連する，または利用者が必要とする情報に関して，最も想定しうる生活機能の領域についてのみを記述する．短縮ICFコアセットは，単独のヘルスケア提供者の視点から生活機能を記述するために最も相応しいが，多職種連携チームにおいても使用が可能である．また，短縮ICFコアセットが含む情報の量は，健康保険業者のサービス計画および他の環境で働いている専門家に情報を提供するためにも相応しいものであると考えられる．

拡大短縮版：包括ICFコアセットのカテゴリーを追加した短縮ICFコアセット

　短縮ICFコアセットの使用は，生活機能の広範な記述を促すものである．生活機能の広範な記述は，特に単独分野の医療施設で働く専門職に対して，特異的な健康状態にある患者の生活機能を記述するにあたっての一つの出発点を提供する．もし，生活機能を十分に記述するために生活機能の領域で追加したいものがある，あるいは第3，第4レベルのより詳細なカテゴリーの記述が求められる場合，利用者は同一の包括ICFコアセットからカテゴリーを選択し，それを短縮ICFコアセットに追加することができる．これを「拡大短縮版」と呼ぶ．たとえば，ある理学療法士が急性期における脊髄損傷のための短縮ICFコアセットを選択し，移動能力に関してより正確な情報を必要とした場合，療法士は表6に示すように必要な情報を記述するために追加のカテゴリー，もしくはより特異的なカテゴリーを包括ICFコアセットから選択することができる．

包括ICFコアセット

　包括ICFコアセットは生活機能を遺漏なく詳細に記述するために用いるべきである．包括ICFコアセットを使用する際は常に，包括ICFコアセットに含まれていない一般セットのICFカテゴリーを追加することが推奨される．いくつかの包括ICFコアセットは第1章レベルから第4レベルまでの100以上のカテゴリーを含んでいる場合もあるので，包括ICFコアセットを生活機能の記述に適用することは時間を消費しかねない．このため，包括ICFコアセットは生活機能の網羅的な記述が専門分野の異なるチームメンバー間で共有されるような多分野にまたが

表 6 "d4 運動・移動" の章からの例：
脊髄損傷のための包括 ICF コアセットから短縮 ICF コアセットを増補して拡大短縮版にするために選択された追加の ICF カテゴリー

短縮 ICF コアセット		拡大短縮版＝カテゴリーを追加したもの	
d410	基本的な姿勢の変換	d410	基本的な姿勢の変換
		d4103**	座ること
		d4104**	立つこと
		d415*	姿勢の保持
d420	乗り移り（移乗）	d420	乗り移り（移乗）
d445	手と腕の使用	d445	手と腕の使用
d450	歩　行	d450	歩　行
		d4501**	短距離歩行
		d4502**	長距離歩行

*追加されたカテゴリー，**より特異的なカテゴリー

る環境，たとえばリハ計画のための多職種が連携した評価において最も有用である．包括 ICF コアセットは生活機能を記述するための参照としても用いることができる．すなわち，包括 ICF コアセットは評価の過程を通して利用者を導き，ある健康状態にある患者に現存するであろう問題，つまり生活機能のカテゴリーを見落とさないようリマインドするためにも利用できる．

たとえば，慢性期にある外傷性脳損傷患者に対して多職種が連携したリハプログラムを実施中である場合，この多職種連携チームは包括的な介入計画のために患者のリハニーズを同定する必要がある．そのため，外傷性脳損傷のための包括 ICF コアセットが選択される（図 6 参照）．

さらなる選択：患者が複数の健康状態を経験している場合，数種類の ICF コアセットを組み合わせる，もしくは他の ICF コアセットから ICF カテゴリーを取り出し，それを主たる健康状態のための ICF コアセットに追加することも可能である．多くの場合，拡大短縮版は臨床で ICF コアセットを適用する場合の最も実現可能な解決手段である．

4.2. 生活機能レベルの記述（どのように記述すればよいか？）

適切な ICF コアセットが選択されれば，患者の生活機能プロフィールを作成することが可能となる．通常，この過程には適切な評価が必要となる．ICF カテゴリーは ICF コアセットを形成する基礎となるブロックであり，評価が必要な生活機能の領域についてのリストを提供している．ICF におけるそれぞれのカテゴリーには，その運用を補助するために「含まれるもの」，「除かれるもの」が定義されている．

4.2.1. 情報源

ICF カテゴリーの意味する内容を明白にしたうえで，利用者はそれぞれの ICF カテゴリーにかかわる情報を集めることになる．様々な領域における患者の生活機能レベルを包括的にとらえ

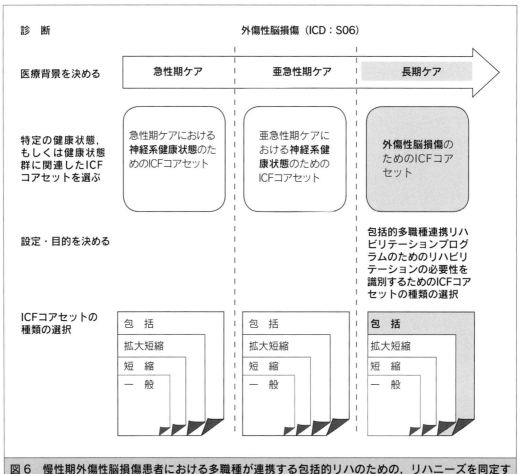

図6 慢性期外傷性脳損傷患者における多職種が連携する包括的リハのための,リハニーズを同定するためのICFコアセットの種類の選択

て初めて,適切な患者中心の介入を実施することが可能になる.臨床の実践においては,次に述べる生活機能を記述するための情報源が場面に応じて利用できる.

病 歴

病歴(case history)(の聴取)は,責任をもつ専門職と患者の最初の接触の間に実施される.ただし,それは治療の過程において何度も繰り返されてよい.病歴は患者もしくは患者の家族,介護者,代理人から聞き取って集めた言語情報である.さらに,情報は患者の記録もしくはその他の文書からも抽出することができる.病歴は患者の生活機能レベルにかかわる自分自身の見通しと,客観的な情報を結合したものである.ICFコアセットの利用は病歴の聞き取りのプロセスを通して,患者自身と専門職の両方の見地からすべての関連する領域の生活機能を記述することができるように専門職を導くことができる.

患者質問紙

患者が記入する質問紙(patient-reported questionnaires)は,標準書式への記入によって患者

の見方からの情報を得るものである．評価のためにそれらを用いることは，いろいろな健康状態にある個人の生活機能の経験をより一層理解するために有用である．生活の質では SF36 (Short Form Medical Outcomes Study 36 Health Survey)[62]，特異的な機能では腕や手指などを評価する DASH (Disability of the Arm, Shoulder and Hand)[63]，歩行では Walking Impairment Questionnaire[64]，特定の健康状態にある個人の一般的な生活機能のレベルでは腰痛に対する Oswestry Disability Questionnaire[65]，骨関節炎では Western Ontario and McMaster Universities Osteoarthritis Index (WOMAC)[66]，あるいは抑うつに対する Beck Depression Inventory[67] など，質問紙を用いた評価が可能である．

質問紙から得た情報は，生活機能の構成要素における問題の範囲，もしくは環境因子における阻害因子や促進因子の範囲を別々の方法で評価するために利用することができる．質問紙に含まれる単独の質問も 1 つの ICF カテゴリーを記述するための情報を生み出すために利用することが可能である．たとえば，SF36 の質問「*Did you have a lot of energy?*」は ICF カテゴリー *b130 活力と欲動の機能*の記述に関する情報を提供する．質問紙のサブスケールの情報も同様に利用ができる．たとえば，DASH の仕事に関する選択項目は仕事上の問題にかかわる 4 つの質問から構成されている．つまり，「*なにか困難がありましたか？*」(1)「*仕事において，いつもの活動ができましたか？*」(2)「*腕，肩，手の痛みのために仕事が制限されましたか？*」(3)「*自分の思うように仕事ができましたか？*」(4)「*いつもと同じ時間仕事ができましたか？*」このサブスケールは *d850 報酬を伴う仕事*における生活機能を記述するために利用価値がある．同様に，質問紙全体を ICF カテゴリーの生活機能を記述するために利用することもできる．たとえば，*d450 歩行*を末梢動脈疾患の患者で記述する際，Walking Impairment Questionnaire を完成させることによって得られる情報は，生活機能のレベルを記述するための基礎として利用することができる．

診 察

診察 (clinical examinations) は個々の生活機能の領域における専門家によって行われるのが通常である．診察は，次のような標準化された手段で行われることが多い．

- 生活機能における 1 つの領域を評価する標準化された単一の方法：血圧カフを用いた血圧の測定，体温計を使った体温の計測，徒手筋力テストによる筋力の評価，角度計を使った関節可動域，トレッドミルでの歩行距離の計測など
- 異なる生活機能の領域の組み合わせを評価する包括的で標準化された計測法：Mini-Mental State Examination[68] における様々な認知機能，Barthel Index[69] における様々な日常動作における自立度，Rivermead Mobility Index[70] における多様な運動機能など

標準化された計測法がない，あるいは患者の述べることを取り入れることができない ICF カテゴリーにとっては，外観上の評価，もしくは観察のいずれかが代替の情報源となる．標準化された計測法は時間がかかりすぎることが多いので，臨床では時として観察が好まれることもある．観察に基づく問題点の記述は臨床的な判断と経験によるものであるが，それでもやはり道理にかなった評価として許容できる．たとえば，*d455 移動*における個人の問題点を見出す際に，専門職は異なる状況（走る，登る，スキップするなど）で個人を観察し，これらのタスクを行ううえでの耐久性や実行力を評価している．

専門的検査

臨床的な診察に加えて，診断上の手順も含めた専門的検査（technical investigations）が MRI，放射線，超音波画像装置，あるいは筋電図など，特殊な装置を用いて行われる．診察上の決定を行うために必要であるにもかかわらず，適切な装置が利用できない場合もある（たとえば，資源が乏しい国では骨折を診断するためのエックス線装置がないこともありうる）．こうした場合，生活機能の特殊な領域を十分に記述するだけの情報を得ることができない（*s7700 骨*がこれに当てはまる）．

患者質問紙に含まれる項目，もしくは診察や専門的検査からの項目を ICF カテゴリーに当てはめることを容易にするためには，既存の連結規則を適用することができる[71-72]．

4.2.2. 問題の記述

評　価

介入の計画，臨床上のモニタリング，アウトカム評価などのために，評価結果を記録することは重要なことである．しかし，評価結果は分野特異的になりすぎ，その分野の専門家でない専門職にとって理解し難い可能性がある．たとえば，多職種が連携するチームのすべてのメンバーが，徒手筋力テストにおける "3" の評価点がどういう意味なのかを理解するとは限らない．その場合には，障害のレベルを示すより一般的な記述があれば，異なる分野の専門職との間でも，または保健制度の異なるレベルでも情報交換が容易になる．障害の程度を評価するために，ICF 評価点は一般的な評価尺度となる．

ICF 評価点の利用

ICF 評価点のシステムは，生活機能の特異的な領域に関して集められた情報の世界的な評価，またはサマリーとして利用することができる．生活機能の評価からの既存の情報が，ICF 評価点の適用の基本となる．多くの場合，ICF 評価点はすべての ICF カテゴリーで第 2 以上のレベルのために利用されている．ICF コアセットによっては，評価点が第 1 レベル（章）およびブロックに適用される場合もある．しかし，章とブロックに評価点を付ける場合は生活機能の異なる領域を 1 つの値にまとめなければならないので，臨床家にとって容易でないと考えられる．入手可能な情報に基づいて障害のレベル（また，身体構造の場合は障害の性質と部位）を評価するために，それぞれの ICF のカテゴリーに 1 つから 4 つまでの評価点を付ける．最小限として，第 1 評価点がすべての構成要素に付けられている．情報をさらに提供するために，構成要素によって追加の評価点を付けることができる．臨床においては，心身機能の場合では第 1 評価点（機能障害の程度）を使うように勧められているが，身体構造の場合では第 1 評価点（構造障害の程度）と第 2 評価点（構造障害の性質）および第 3 評価点（構造障害の部位）を使うように勧められている．参加と活動の場合では，第 1 評価点（実行状況）と第 2 評価点（能力）を使うように勧められている．能力の正しい記述を行うためには，能力の記述における支援とは何かを明らかにしなければならない．ペースメーカ，人工股関節，眼内レンズの埋め込みなどのように身体的な変化に基づく支援は，生活機能の一つの領域における固有の能力を変化させるので，支援として考えてはなら

ない．つまり，人工股関節の手術を受けた個人に対して，その人工股関節のおかげで強化された歩行能力を評価するべきである．一方，スプリント，松葉杖，車いす，特殊なコンピュータ技術，環境制御ユニットなどのように，支援が身体の外に由来する場合，能力はそれらからの影響を除外して評価するべきである（**図7**の例を参照）．

環境因子の評価は，阻害因子または促進因子を記述する第1評価点を用いて行う．同一の環境因子でも，阻害因子と促進因子の両方になる場合もある．たとえば，*e1101 薬の使用*（たとえば，鎮痛剤）は心身機能（たとえば，*b280 痛みの感覚*）の問題を減少させることができるが，同時に他の心身機能に悪い影響を及ぼす可能性がある（たとえば，*b5350 吐き気*）．

ICF評価点を用いた問題の程度の評価に関してはICFによって定められているルールはなく，入手可能な情報を考慮した評価者の臨床経験にすべて任せられている．

4.3. 記録用フォーム

臨床におけるICFコアセットを用いた生活機能の評価を促進するために，ICFコアセットを用いた生活機能の記述に必要な情報の領域をすべて統合する記録用フォームが用意されている（**図7**を参照）．この記録用フォームは上記の段階すべてを含んでいる．記録用フォームは下記の特性，および入力オプションを提供する構造をもつ．

① ICFコアセットに使用される**カテゴリー**．それぞれのICFのカテゴリーはコードとタイトルで表されている．フォームはそれぞれのICFカテゴリー（身体構造以外のすべての構成要素）の定義を含む．「除かれるもの」と「含まれるもの」がある場合は，それらも提示されている．ICFコアセットによっては，記録用フォームが第2から第4レベルのカテゴリーを含めている場合，もしくはブロックと章を含む場合がある．

② 問題を記述するために使用される**利用可能な情報源**は，「病歴」，「患者質問紙」，「診察」，「専門的検査」のオプションをチェックすることによって記録できる．

③ 評価結果の記述を容易にするために，**問題の記述**のためのスペースも用意されている．このスペースでは病歴，質問紙，診察，専門的検査に関する結果を自由な形で，もしくは論述的に記録することができる．参加と活動においては，実行状況と能力は別々に記述される．

④ 問題の程度を示す**ICF評価点**（0～4，または0～7，8と9）の列もそれぞれのカテゴリーに対して用意されている．どの構成要素に属するかによるが，1つ，2つ，もしくは3つの評価点が付けられる．構成要素によってそれぞれ，心身機能の機能障害の程度，身体構造の構造障害の程度と性質と部位，参加と活動の実行状況と能力，環境因子における阻害因子と促進因子が評価される．

短縮と包括ICFコアセットの記録用フォームには，それらのICFコアセットに一般セットのカテゴリーが含まれていない場合でも，通常は追加のICFカテゴリーとして一般セットのカテゴリーが含まれている．いくつかの場合では，一般セットのICFカテゴリーと包括ICFコアセットのカテゴリーが同じ領域にありながら別のレベルに属している場合がある．その場合では，すべてのレベルにおけるすべてのカテゴリーが記録用フォームに含まれており，ICF評価点によって評価がなされる．たとえば，歩行の領域については一般セットでは第2レベルの*d450 歩行*によってカバーされているが，亜急性期ケアにおける脊髄損傷のための包括的ICFコアセットはより詳しい第3レベルの*d4500 短距離歩行*，*d4501 長距離歩行*，*d4502 さまざまな地面や床面*

心身機能
=身体系の生理的機能（心理的機能を含む）

個人が～に関してどの程度の機能障害を有しているか

		機能障害なし	軽度の機能障害	中等度の機能障害	重度の機能障害	完全な機能障害	詳細不明	非該当
b420+	血圧の機能	0	1	**2**	3	4	8	9

動脈内の血液の圧力を維持する機能．
含まれるもの：血圧の維持機能．血圧の上昇や下降．機能障害の例としては，低血圧，高血圧，起立性低血圧．
除かれるもの：心機能（b410），血管の機能（b415），運動耐容能（b455）．

情報源：
☒病　歴　　□患者質問紙　　☒診　察　　□専門的検査

問題の記述：
安静時血圧 160／90，高血圧

身体構造
=器官・肢体とその構成部分などの，身体の解剖学的部分

個人が～に関してどの程度の構造障害を有しているか

			構造障害なし	軽度の構造障害	中等度の構造障害	重度の構造障害	完全な構造障害	詳細不明	非該当
s750	下肢の構造	程　度	0	1	2	**3**	4	8	9
		性　質*	0	1	**2**	3	4	5	6	7	8	9
		部　位**	0	**1**	2	3	4	5	6	7	8	9

情報源：
☒病歴　　□患者質問紙　　□診　察　　□専門的検査

問題の記述：
膝上での大腿切断（右側）

活動と参加
=課題や行為の個人による遂行，および生活・人生場面への関わり

個人が～に関してどの程度の困難を有しているか
P＝～の実行状況
C＝～における能力

			困難なし	軽度の困難	中等度の困難	重度の困難	完全な困難	詳細不明	非該当
d450	歩　行	P	0	1	2	**3**	4	8	9
		C	0	1	2	3	**4**	8	9

常に片方の足が地面についた状態で，一歩一歩，足を動かすこと．例えば，散歩，ぶらぶら歩き，前後左右への歩行．
含まれるもの：短距離あるいは長距離の歩行，さまざまな地面あるいは床面上の歩行，障害物を避けての歩行．
除かれるもの：乗り移り（移乗）（d420），移動（d455）．

情報源：
□病　歴　　□患者質問紙　　☒診　察　　□専門的検査

問題の記述：
P：歩行補助具を用いても，上半身と左下肢の筋持久力がないため，歩行可能な距離は非常に短い．歩行器で 50 m，松葉杖では 15 m．
C：歩行補助具なしでは歩行不能．

図 7（次頁へ続く）

4. 臨床実践における ICF コアセットの使用　25

環境因子 ＝人々が生活し，人生を送っている物的な環境や社会的環境，人々の社会的な態度による環境を構成する 個人が〜に関してどの程度の促進因子または阻害因子を経験しているか		完全な促進因子	高度の促進因子	中等度の促進因子	軽度の促進因子	阻害因子/促進因子なし	軽度の阻害因子	中等度の阻害因子	重度の阻害因子	完全な阻害因子	詳細不明	非該当
e120	個人的な屋内外の移動と交通のための製品と用具	**+4**	+3	+2	+1	0	1	2	3	4	8	9
	屋内外を移動するために用いる装置，製品，用具，改造や特別設計がなされたものや，使用する人の体内に装着したり，身につけたり，身の回りで使うものを含む． 含まれるもの：個人的な屋内外の移動と交通のための，一般的かつ支援的な製品と用具． 情報源： ☒病　歴　　□患者質問紙　　☒診　察　　□専門的検査 促進因子/阻害因子の記述： 歩行器や松葉杖は調整して使用中．トイレ椅子が貸し出されている．											

図7　記録用フォーム（急性期ケアにおける筋骨格系健康状態のための ICF コアセットより抜粋）

*　身体構造の構造障害の性質の評価：0＝構造に変化なし，1＝全欠損，2＝部分的欠損，3＝付加的な部分，4＝異常な大きさ，5＝不連続，6＝位置の変異，7＝構造上の質的変化，8＝詳細不明，9＝非該当
**　身体構造の構造障害の部位の評価：0＝2部位以上，1＝右，2＝左，3＝両側，4＝全面，5＝後面，6＝近位，7＝遠位，8＝詳細不明，9＝非該当

上の歩行，d503 障害物を避けての歩行を含んでいる．この場合，第3レベルのカテゴリーにあるすべての情報を，第2レベルのカテゴリーの評価を可能にするために1つの値にまとめる必要がある．一般セットのすべてのカテゴリーを含むことによって，医療レポートに必要な情報の入手は確実なものになる．これは，一般セットの主たる用途である．

生活機能プロフィールの作成

　生活機能プロフィール（functioning profile）の作成の基本となるのは，それぞれの ICF カテゴリーにおける問題の程度の評価点である（図8）．生活機能プロフィールは心身機能，身体構造，環境因子の第1評価点と，活動と参加に対する実行状況と能力の評価点を示している．これは，生活機能レベルに対する環境の影響を同定するものである．
　生活機能プロフィールは ICF コアセットに含まれているすべての領域における生活機能のレベルを示しており，そうすることで個人の健康状態に関する生活経験の全体像を示すことを容易にしている．
　本書付属の CD に，すべての ICF コアセットに対する未記入の記録用フォームと生活機能プロフィールが収載されている．

　本書の中で取り上げられている生活機能プロフィールを作成するための記録用フォームは，インターネット上でも自由に閲覧することが可能となっている（www.icf-core-sets.org）．

ICF コアセット

心身機能		機能障害					
			0	1	2	3	4
b130	活力と欲動の機能					■	
b134	睡眠機能					■	
b152	情動機能				■		
b180	自己と時間の経験の機能				■		
b280	痛みの感覚				■		
b410+	心機能					■	
b420+	血圧の機能				■		
b440	呼吸機能				■		
b620	排尿機能					■	
b710	関節の可動性の機能				■		
b715	関節の安定性の機能		9				
b730	筋力の機能				■		
b820	皮膚の修復機能			■			

身体構造		構造障害					
			0	1	2	3	4
s410	心血管系の構造				■		
s430	呼吸器系の構造				■		
s730	上肢の構造			■			
s750	下肢の構造					■	
s760	体幹の構造			■			
s810	皮膚の各部の構造			■			

活動と参加			困　難					
				0	1	2	3	4
d230∞	日課の遂行	P		■				
		C			■			
d240	ストレスとその他の心理的要求への対処	P		■				
		C		■				
d415	姿勢の保持	P		■				
		C					■	
d445	手と腕の使用	P		■				
		C		■				
d450	歩　行	P		■				
		C					■	
d455∞	移　動	P		■				
		C					■	
d510	自分の身体を洗うこと	P		■				
		C		■				
d530	排　泄	P		■				
		C				■		
d760	家族関係	P		■				
		C		■				
d850∞	報酬を伴う仕事	P		■				
		C	9					

図 8（次頁へ続く）

環境因子		促進因子					阻害因子			
		+4	+3	+2	+1	0	1	2	3	4
e110	個人消費用の製品や物質					■				
e120	個人的な屋内外の移動と交通のための製品と用具					■				
e310	家　族			■						
e355	保健の専門職					■				
e410	家族の態度					■				
e580	保健サービス・制度・政策					■				

図8　生活機能プロフィール（亜急性期ケアにおける脊髄損傷のための ICF コアセットから抜粋）

心身機能，身体構造，活動と参加の評価．0＝問題なし，1＝軽度の問題，2＝中等度の問題，3＝重度の問題，4＝完全な問題；環境因子の評価．0＝阻害因子／促進因子なし，1＝軽度の阻害因子，2＝中等度の阻害因子，3＝重度の阻害因子，4＝完全な阻害因子，＋1＝軽度の促進因子，＋2＝中等度の促進因子，＋3＝高度の促進因子，＋4＝完全な促進因子
P＝実行状況，C＝能力

Summary Box

適切な ICF コアセットの選択

- 医療背景と利用者の目的に合わせて，*健康状態*もしくは*健康状態群*のための ICF コアセットとして利用が可能である．
- 特定の健康状態のための ICF コアセットは長期ケアのために開発され，一方，特定の健康状態群のための ICF コアセットは急性期と亜急性期ケアのために開発された．
- *睡眠と手*の健康状態のための ICF コアセットは長期ケアにおいて適用が可能であり，*職業リハ*のための ICF コアセットは，職業リハが提供されているすべての医療背景とすべての健康状態に当てはめられる．
- 選択可能な ICF コアセットは3種類である．それは，一般セット，短縮 ICF コアセット，包括 ICF コアセットである．さらに，短縮 ICF コアセットに包括 ICF コアセットからのカテゴリーを追加することは多くの場合において有用であり，これを拡大短縮版と呼ぶ．

ICF コアセットの使用に基づいた生活機能の記述

- *記録用フォーム*は様々な ICF カテゴリーに対する患者の問題点と強みを記述するための枠組みを提供している．
- カテゴリーを記述するための情報は評価から得られるものである．そのために，病歴，患者質問紙，診察，専門的検査など様々な情報源を利用できる．
- 評価の結果は *ICF 評価点*で示される．ICF 評価点を使うことによって，患者の生活機能プロフィールを容易に作ることができる．

5 使用症例

　本章では，臨床での ICF コアセットの適用を説明するために，実在の人物に基づいた5つの使用症例を提示する．これらの使用症例はリハを背景とした症例であり，医療におけるリハの戦略に焦点がおかれている．つまり，個人の能力の向上と個人の資源強化のための生活機能の評価が強調されている[4,73]．ICF コアセットは社会，雇用，教育などの健康の領域以外における医療戦略や介入などのためにも使用できるが，本書の目的をふまえると，わかりやすい使用症例はリハへの適用である．下記のそれぞれの使用症例は，ある特定の健康状態に着目し，さらに ICF コアセットの臨床的な適用に関するテーマについて焦点をおいている．下記の表に使用症例の概要とテーマを示す．

> **使用症例1：急性期ケアにおける筋骨格系健康状態のための ICF コアセット**
> 　　テーマ：複数の健康上の問題を抱える個人に対する ICF コアセットの適用
> **使用症例2：亜急性期ケアにおける脊髄損傷のための ICF コアセット**
> 　　テーマ：多職種が連携して関与する状況における ICF コアセットの適用
> **使用症例3：長期ケアにおける多発性硬化症のための ICF コアセット**
> 　　テーマ：ICF コアセットをもとにした記載において，患者資源を考える
> **使用症例4：長期ケアにおける職業リハビリテーションのための ICF コアセット**
> 　　テーマ：能力と実行状況を記述し，両者を区別する
> **使用症例5：長期ケアにおける腰痛のための ICF コアセット**
> 　　テーマ：ICF コアセットを使用した詳細な臨床情報の表現

5.1. 使用症例 1：急性期ケアにおける筋骨格系健康状態のための ICF コアセットの適用

Alexandra Rauch

　ここでは，血管障害のため下肢を切断し，現在病院の急性期ユニットで術後のケアを受けている患者に対して，ICF コアセットを適用した症例について解説する．また臨床応用のため，複数の健康上の問題を抱える人々に対する適切な ICF コアセットの選択についても，検討を試みる．

5.1.1. 症例

　Miller 氏は，妻を亡くした 68 歳の男性で，長年末梢閉塞性動脈疾患（pAOD）を患ってきた．また，糖尿病や動脈性高血圧を合併し，人工の大動脈弁と僧帽弁には Grade 1 の閉鎖不全がある．1 年前，pAOD が原因で右下肢に重度の血行障害が生じたため，バイパス手術が行われた．不幸にもこの数週間，再び pAOD による症状が悪化してきた．2 週間前，激しい疼痛を伴う右下肢の不快が急激に増悪，それに伴い歩行能力が低下していった．かかりつけ医は，重度の血行障害が推測されたため，Miller 氏を病院に入院させた．直ちにいくつかの検査が行われ，右下肢の血栓によるバイパスの急性閉塞が判明した．診察や検査の結果に基づく評価によって，膝上での大腿切断が必要と判断された．手術は 7 日前に行われ，その後 Miller 氏は，病院の急性期ユニットで治療されてきた．

5.1.2. 適用範囲と設定

　この病院の急性期ユニットは，血管病の治療を専門にしている．数名の外科医が様々な血管手術を日々行っている．急性期ユニットでは，切断の結果生じた様々な問題に対処することが，術後のケアの中心となる．切断が行われ順調に経過した患者は，健康状態が安定し，手術創が治癒した時点で早急に自宅に退院するか，もしくはリハ施設に移る．この急性期ユニットでは，2 人の理学療法士が医師の処方に基づいて患者のリハを行っている．リハ以外の業務として理学療法士は患者の生活機能レベルを報告しなければならない．この報告は，医学的報告に加えて，患者の治療計画や退院に向けての計画の立案に利用される．

5.1.3. ICF コアセットを適用する目的

　患者の生活機能レベルを包括的に記述するために ICF を適用する．ICF の記述は，治療計画の根拠として，またリハ施設に送付される退院時報告書の準備に有用である．

5.1.4. 適切な ICF コアセットの選択

　適切な ICF コアセットの選択は，2 つの段階で行われる．まず特定の健康状態，もしくは健康

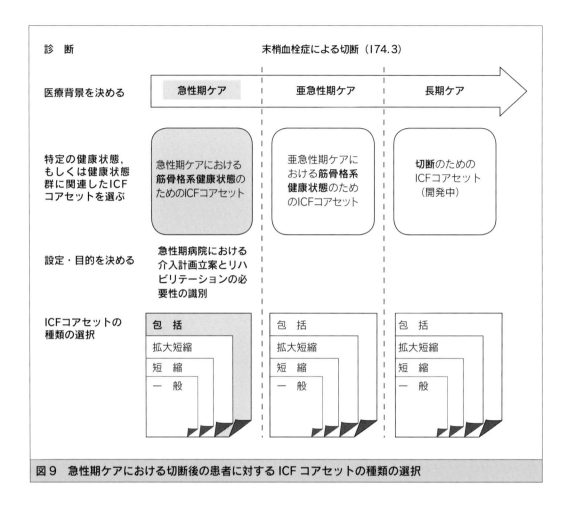

図9 急性期ケアにおける切断後の患者に対するICFコアセットの種類の選択

状態群に関連したICFコアセットを選択すること，次にICFコアセットの適切な種類を選択することである（図9）.

特定の健康状態，もしくは健康状態群に関連した ICF コアセットの選択

この患者の生活機能レベルを記述するために，*急性期ケアにおける筋骨格系健康状態のためのICFコアセット*[41,59,74)]が選択された．急性期ケアのためのICFコアセットは，急性期の疾患や外傷の患者，あるいは術後のケアを受けている患者の生活機能レベルの記述を容易にするために開発された[28)]．この医療背景に対しては，特定の健康状態のICFコアセットではなく健康状態群に関してのICFコアセットが開発されている（急性炎症性関節炎のためのICFコアセットの例外はあるが）．

通常，急性期病院の入院期間は短く，内科的，外科的医療サービスの提供が中心となる．したがって，生活機能の回復や維持，肺炎，血栓，肺塞栓，褥瘡，その他の廃用症候群の合併を回避するためにリハが介入できる時間は限られている[75)]．急性期ケアの患者用のICFコアセットを利用することによって，医師や看護師，療法士，リハを専門としないその他の医療専門職が，急性期ケアを受けている患者の生活機能を記述し，その共通認識を集約することができる[28)]．このことは，リハのニーズの共有化や他のリハ施設に引き継ぐための退院計画の作成を容易にする．

本使用症例において，Miller氏は多種類の心血管系の疾患を患っているが，彼が入院する原因となった主要な診断は，pAODによる大腿切断であった．そのため，この急性期の疾患に関連して生じた生活機能上の重要な問題点を確認し記述するために，急性期ケアにおける**筋骨格系健康状態**のためのICFコアセットが選択された．次のような複数の健康上の問題が，この特定の健康状態群のICFコアセットに含まれている．

- 多発性外傷
- 上肢と下肢の骨折
- 切断
- 単発の筋骨格系の傷害
- 手術が必要な関節疾患
- 手術が必要な脊椎障害

このICFコアセットの包括版[41]は47の第2レベルのICFカテゴリーを含んでいる．一方，短縮版[59]は27の第2レベルのICFカテゴリーを含んでいる．

ICFコアセットの種類の選択

ICFコアセットの種類を選ぶことによって，生活機能を記述するICFカテゴリーの数が決まる．この症例の場合，治療計画の検討，そして特に退院後のリハのニーズの確認のため，生活機能の様々な領域の記述ができるよう**包括**ICFコアセットが選択された．留意すべきは，もともと包括ICFコアセットには含まれていなかったカテゴリーまで含めて，一般セットのICFカテゴリーのすべてを加えることが勧められていることである．この症例の場合，一般セットから，*d230 日課の遂行，d455 移動，d850 報酬を伴う仕事*のICFカテゴリーが急性期ケアにおける筋骨格系健康状態のための包括ICFコアセットに加えられている．Miller氏の持病の慢性的な心疾患による身体機能の障害に対応して，急性期ケアにおける呼吸循環系健康状態のためのICFコアセット[35]から2つのICFカテゴリー（*b410 心機能，b420 血圧の機能*）も包括ICFコアセットに加えられている．

5.1.5. 記録用フォームを用いた生活機能の記述

Miller氏の生活機能レベルを記述するために，急性期ケアにおける筋骨格系健康状態のための包括ICFコアセットの記録用フォームへの記入が行われた．この包括ICFコアセットには，一般セットから3つのカテゴリーおよび急性期ケアにおける呼吸循環器系健康状態のためのICFコアセットから2つのカテゴリーが加えられている．情報収集は，病歴や前医の診療情報提供書，検査結果，そして患者からの聞き取りによって行われた．臨床的な評価も生活機能の複数の領域に関して行われた．情報収集の結果は，理学療法士としての臨床経験に基づき，ICF評価点を使って評価された．これらの段階をふんで評価したそれぞれの結果は，記録用フォーム（**図10**）に記入され，生活機能プロフィール（**図11**）が作成された．ここでは，一般セットと2つのICFカテゴリーを加えて改良した急性期ケアにおける筋骨格系健康状態のための短縮ICFコアセットが提示されている．完全版は本書付属のCDに収録されている．

心身機能 ＝身体系の生理的機能（心理的機能を含む） 個人が〜に関してどの程度の機能障害を有しているか		機能障害なし	軽度の機能障害	中等度の機能障害	重度の機能障害	完全な機能障害	詳細不明	非該当
b130	活力と欲動の機能	**0**	1	2	3	4	8	9
	個別的なニーズと全体的な目標を首尾一貫して達成させるような，生理的および心理的機序としての全般精神機能． **含まれるもの**：活力レベル，動機づけ，食欲に関する機能．渇望（依存を起こす物質への渇望を含む）．衝動の制御． **除かれるもの**：意識機能（b110），気質と人格の機能（b126），睡眠機能（b134），精神運動機能（b147），情動機能（b152）．							
	情報源： ☒病　歴　　□患者質問紙　　□診　察　　□専門的検査							
	問題の記述： 外科的内科的治療やそれ以外の治療に対する活力や意欲は非常に大きく，そのため自主訓練も行われている．							
b152	情動機能	**0**	1	2	3	4	8	9
	こころの過程における感情的要素に関連する個別的精神機能． **含まれるもの**：情動の適切性，情動の制御，情動の幅の機能．感情，悲哀，幸福，愛情，恐れ，怒り，憎しみ，緊張，不安，喜び，悲しみ．情動の不安定性．感情の平板化． **除かれるもの**：気質と人格の機能（b126），活力と欲動の機能（b130）．							
	情報源： ☒病　歴　　□患者質問紙　　□診　察　　□専門的検査							
	問題の記述： 自身の健康状態の現実を適切に受け入れており，異常な悲嘆や感情の不安定に陥ることはない．							
b280	痛みの感覚	0	**1**	2	3	4	8	9
	身体部位の損傷やその可能性を示す，不愉快な感覚． **含まれるもの**：全身的な痛み，局所的な痛み，一皮節内の痛み，刺すような痛み，焼けるような痛み，鈍痛，疼くような痛み．機能障害の例としては，筋痛，痛覚脱失，痛覚過敏．							
	情報源： □病　歴　　□患者質問紙　　☒診　察　　□専門的検査							
	問題の記述： 安静時および運動時の視覚的アナログ尺度（VAS，0-10）：2．疼痛は術創部に限局している．							
b410⁺	心機能	0	1	**2**	3	4	8	9
	適切なあるいは必要とする血液量と血圧で，全身に血液を供給する機能． **含まれるもの**：心拍数，心調律（リズム），心拍出量，心室筋の収縮力，心臓弁の機能．肺循環へ血液を供給する機能．心臓への循環動態．機能障害の例としては，頻脈，徐脈，不整脈（心不全，心筋症，心筋炎，冠不全時）． **除かれるもの**：血管の機能（b415），血圧の機能（b420），運動耐容能（b455）．							
	情報源： ☒病　歴　　□患者質問紙　　□診　察　　□専門的検査							
	問題の記述： 人工の大動脈弁と僧帽弁の閉鎖不全（グレード1）							
b415	血管の機能	0	1	2	**3**	4	8	9
	全身に血液を運搬する機能． **含まれるもの**：動脈，毛細血管，静脈の機能．血管運動機能．肺動脈，肺毛細血管，肺静脈の機能．静脈弁の機能．機能障害の例としては，動脈の閉塞や狭窄，粥状硬化，動脈硬化，血栓塞栓，静脈瘤． **除かれるもの**：心機能（b410），血圧の機能（b420），血液系の機能（b430），運動耐容能（b455）．							
	情報源： ☒病　歴　　□患者質問紙　　☒診　察　　☒専門的検査							
	問題の記述： 歩行時の左下肢痛の訴え．疼痛は安静時には消失する．パルスドップラー法による超音波検査では，左下肢に血流低下をみとめる．							

図10（次頁へ続く）

b420⁺	血圧の機能	0	1	**2**	3	4	8	9
	動脈内の血液の圧力を維持する機能.							
	含まれるもの：血圧の維持機能．血圧の上昇や下降．機能障害の例としては，低血圧，高血圧，起立性低血圧．							
	除かれるもの：心機能(b410)，血管の機能(b415)，運動耐容能(b455).							
	情報源： ☒病　歴　　□患者質問紙　　☒診　察　　□専門的検査							
	問題の記述： 安静時血圧160/90, 高血圧							
b440	呼吸機能	**0**	1	2	3	4	8	9
	肺に空気を吸い込み，空気と血液間でガス交換を行い，空気を吐き出す機能.							
	含まれるもの：呼吸数，呼吸リズム，呼吸の深さ．機能障害の例としては，無呼吸，過呼吸，不規則な呼吸，奇異性呼吸，肺気腫，気管攣縮．							
	除かれるもの：呼吸筋の機能(b445)，その他の呼吸機能(b450)，運動耐容能(b455).							
	情報源： ☒病　歴　　□患者質問紙　　☒診　察　　□専門的検査							
	問題の記述： 呼吸数14/分，呼吸のリズムと動きは正常，分泌物やその他の異常はない.							
b455	運動耐容能	0	1	**2**	3	4	8	9
	身体運動負荷に耐えるために必要な，呼吸や心血管系の能力に関する機能.							
	含まれるもの：持久力．有酸素能力．スタミナと易疲労性．							
	除かれるもの：心血管系の機能(b410-b429)，血液系の機能(b430)，呼吸機能(b440)，呼吸筋の機能(b445)，その他の呼吸機能(b450).							
	情報源： □病　歴　　□患者質問紙　　☒診　察　　□専門的検査							
	問題の記述： 歩行で疲れやすい．短い距離を歩いただけでも心拍数や呼吸数が増加する.							
b525	排便機能	**0**	1	2	3	4	8	9
	老廃物と未消化の食物を便として排出およびそれに関連する機能.							
	含まれるもの：排出，便の固さ，排便の頻度に関係する機能．便意の抑制，鼓腸．機能障害の例としては，便秘，下痢，水様便，便失禁(肛門括約筋不全).							
	除かれるもの：消化機能(b515)，同化機能(b520)，消化器系に関連した感覚(b535).							
	情報源： ☒病　歴　　□患者質問紙　　□診　察　　□専門的検査							
	問題の記述： ―							
b620	排尿機能	**0**	1	2	3	4	8	9
	膀胱から尿を排出する機能.							
	含まれるもの：排尿，排尿の回数，排尿の抑制(漏れないようにする)に関する機能．機能障害の例としては，腹圧性尿失禁，切迫性尿失禁，反射性尿失禁，溢流性尿失禁，持続性尿失禁，尿滴下，自動膀胱，多尿(症)，尿閉，尿意切迫.							
	除かれるもの：尿排泄機能(b610)，排尿機能に関連した感覚(b630).							
	情報源： ☒病　歴　　□患者質問紙　　□診　察　　□専門的検査							
	問題の記述： ―							

図10（次頁へ続く）

b710	関節の可動性の機能				0	**1**	2	3	4	8	9

関節の可動域と動きやすさの機能.
含まれるもの：脊椎，肩，肘，手，股，膝，足の関節や手と足の小関節の，1つまたは複数の関節の可動性．全身の関節の可動性に関連する機能．機能障害の例としては，関節の過度運動性，有痛性関節運動制限，また五十肩，関節炎でみられる障害．
除かれるもの：関節の安定性の機能（b715），随意運動の制御機能（b760）．

情報源：
☐病　歴　　☐患者質問紙　　☒診　察　　☐専門的検査

問題の記述：
関節可動域の測定結果

	左	右
股関節　外転-内転	40-0- 20	20-0-20
股関節　伸展-屈曲	0-0-110	0-0-70

b735	筋緊張の機能				0	1	**2**	3	4	8	9

安静時の筋の緊張，および他動的に筋を動かそうとした場合に生じる抵抗に関する機能．
含まれるもの：個々の筋や筋群，一肢の筋，身体の片側の筋，下半身の筋，四肢の筋，体幹の筋，全身の筋の筋緊張に関連する機能．機能障害の例としては，筋緊張低下，筋緊張亢進，筋痙縮．
除かれるもの：筋力の機能（b730），筋の持久性機能（b740）．

情報源：
☐病　歴　　☐患者質問紙　　☒診　察　　☐専門的検査

問題の記述：
筋弾性テスト：以下の筋群に筋緊張の亢進あり．右；内転筋群，左；ハムストリングス，内転筋群，下腿三頭筋

身体構造
＝器官・肢体とその構成部分などの，身体の解剖学的部分

個人が〜に関してどの程度の構造障害を有しているか

			構造障害なし	軽度の構造障害	中等度の構造障害	重度の構造障害	完全な構造障害	詳細不明	非該当
s410	心血管系の構造	程　度	0	1	2	**3**	4	8	9
		性　質*	0	1	2	3	4	5	6	**7**	8	9
		部　位**	0	1	2	**3**	4	5	6	7	8	9

情報源：
☒病　歴　　☐患者質問紙　　☐診　察　　☒専門的検査

問題の記述：
心臓と下肢の血管障害，人工の大動脈弁と僧帽弁

s710	頭頸部の構造	程　度	**0**	1	2	3	4	8	9
		性　質*	0	1	2	3	4	5	6	7	8	9
		部　位**	0	1	2	3	4	5	6	7	8	9

情報源：
☒病　歴　　☐患者質問紙　　☐診　察　　☐専門的検査

問題の記述：
―

s730	上肢の構造	程　度	**0**	1	2	3	4	8	9
		性　質*	0	1	2	3	4	5	6	7	8	9
		部　位**	0	1	2	3	4	5	6	7	8	9

情報源：
☒病　歴　　☐患者質問紙　　☐診　察　　☐専門的検査

問題の記述：
―

s740	骨盤部の構造	程　度	**0**	1	2	3	4	8	9
		性　質*	0	1	2	3	4	5	6	7	8	9
		部　位**	0	1	2	3	4	5	6	7	8	9

情報源：
☒病　歴　　☐患者質問紙　　☐診　察　　☐専門的検査

問題の記述：
―

図10（次頁へ続く）

5. 使用症例

s760	体幹の構造	程　度	**0**	1	2	3	4			8	9
		性　質*	0	1	2	3	4	5	6	7	8	9
	情報源：	部　位**	0	1	2	3	4	5	6	7	8	9
	☒病　歴　　□患者質問紙　　□診　察　　□専門的検査											
	問題の記述： ―											

s810	皮膚の各部の構造	程　度	0	1	**2**	3	4			8	9
		性　質*	0	1	2	3	4	5	6	**7**	8	9
	情報源：	部　位**	0	**1**	2	3	4	5	6	7	8	9
	□病　歴　　□患者質問紙　　☒診　察　　□専門的検査											
	問題の記述： 視診：切断による術創はまだ治癒していない．											

活動と参加
＝課題や行為の個人による遂行，および生活・人生場面への関わり

個人が～に関してどの程度の困難を有しているか
P＝～の実行状況
C＝～における能力

			困難なし	軽度の困難	中等度の困難	重度の困難	完全な困難	詳細不明	非該当
d230∞	日課の遂行	P	**0**	1	2	3	4	8	9
		C	**0**	1	2	3	4	8	9
	日々の手続きや義務に必要なことを，計画，管理，達成するために，単純な行為または複雑で調整された行為を遂行すること．例えば，1日を通してのさまざまな活動の時間を配分し，計画を立てること． 含まれるもの：日課の管理，達成，自分の活動レベルの管理． 除かれるもの：複数課題の遂行（d220）．									
	情報源： ☒病　歴　　□患者質問紙　　□診　察　　□専門的検査									
	問題の記述： P：― C：―									
d240	ストレスとその他の心理的要求への対処	P	**0**	1	2	3	4	8	9
		C	**0**	1	2	3	4	8	9
	責任重大で，ストレス，動揺，危機を伴うような課題の遂行に際して，心理的要求をうまく管理し，統制するために求められる，単純な行為または複雑で調整された行為を遂行すること．例えば，交通渋滞の中で乗り物を運転すること．多数の子どもの世話をすること． 含まれるもの：責任への対処，ストレスや危機の対処．									
	情報源： ☒病　歴　　□患者質問紙　　□診　察　　□専門的検査									
	問題の記述： P：― C：―									
d410	基本的な姿勢の変換	P	**0**	1	2	3	4	8	9
		C	0	1	**2**	3	4	8	9
	ある姿勢になること，ある姿勢をやめること，ある位置から他の位置への移動．例えば，椅子から立ち上がってベッドに横になること．ひざまずいたり，しゃがむことやその姿勢をやめること． 含まれるもの：横たわったり，しゃがんだり，ひざまずいたり，座ったり，立ったり，体を曲げたり，重心を移動した状態から，姿勢を変えること． 除かれるもの：乗り移り（移乗）（d420）．									
	情報源： □病　歴　　□患者質問紙　　☒診　察　　□専門的検査									
	問題の記述： P：歩行器を用いれば座位から立位への体位の変換は特に問題ない． C：何らかの補助具なしでの起立は，非常に不安定で転倒リスクが高まる．歩行器が不可欠である．									

図10（次頁へ続く）

d415	姿勢の保持	P	**0**	1	2	3	4	8	9
		C	0	1	2	**3**	4	8	9

仕事や授業で座ったままでいたり，立ったままでいる時のように，必要に応じて同じ姿勢を保つこと．
含まれるもの：臥位，しゃがみ位，ひざまずいた姿勢，座位，立位の保持．
情報源：
□病　歴　　□患者質問紙　　☒診　察　　□専門的検査
問題の記述：
P：歩行器があれば立位をとることに問題はない．
C：何かの支持なしで立位を保持することは，わずか数秒しかできず非常に不安定である．転倒リスクが高い．

d420	乗り移り（移乗）	P	**0**	1	2	3	4	8	9
		C	**0**	1	2	3	4	8	9

姿勢を変えずにベンチの上で横に移動する時や，ベッドから椅子への移動の時のように，ある面から他の面へと移動すること．
含まれるもの：座位あるいは臥位のままでの乗り移り．
除かれるもの：基本的な姿勢の変換（d410）．
情報源：
□病　歴　　□患者質問紙　　☒診　察　　□専門的検査
問題の記述：
P：―
C：―

d450	歩　行	P	0	1	2	**3**	4	8	9
		C	0	1	2	3	**4**	8	9

常に片方の足が地面についた状態で，一歩一歩，足を動かすこと．例えば，散歩，ぶらぶら歩き，前後左右への歩行．
含まれるもの：短距離あるいは長距離の歩行，さまざまな地面あるいは床面上の歩行，障害物を避けての歩行．
除かれるもの：乗り移り（移乗）（d420），移動（d455）．
情報源：
□病　歴　　□患者質問紙　　☒診　察　　□専門的検査
問題の記述：
P：歩行補助具を用いても，上半身と左下肢の筋持久力がないため，歩行可能な距離は非常に短い．歩行器で50m，松葉杖では15m．
C：歩行補助具なしでは歩行不能．

d455∞	移　動	P	0	1	2	3	**4**	8	9
		C	0	1	2	3	**4**	8	9

歩行以外の方法によって，ある場所から別の場所へと身体全体を移動させること．例えば，岩を登る，通りを駆ける，スキップする，疾走する，跳ぶ，とんぼ返りする，障害物の周囲を走り回る．
含まれるもの：這うこと，登り降りすること，走ること，ジョギングすること，跳ぶこと，水泳．
除かれるもの：乗り移り（移乗）（d420），歩行（d450）．
情報源：
☒病　歴　　□患者質問紙　　☒診　察　　□専門的検査
問題の記述：
P：歩行補助具を用いた歩行以外の方法による移動は不可能．
C：歩行補助具を用いた歩行以外の方法による移動は不可能．

d510	自分の身体を洗うこと	P	**0**	1	2	3	4	8	9
		C	**0**	1	2	3	4	8	9

清浄や乾燥のための適切な用具や手段を用い，水を使って，全身や身体の一部を洗って拭き乾かすこと．例えば，入浴すること，シャワーを浴びること，手や足，顔，髪を洗うこと，タオルで拭き乾かすこと．
含まれるもの：身体の一部や全身を洗うこと，自分の身体を拭き乾かすこと．
除かれるもの：身体各部の手入れ（d520），排泄（d530）．
情報源：
☒病　歴　　□患者質問紙　　☒診　察　　□専門的検査
問題の記述：
P：―
C：―

図10（次頁へ続く）

5. 使用症例

d520	身体各部の手入れ	P	**0**	1	2	3	4	8	9
		C	**0**	1	2	3	4	8	9

肌や顔，歯，頭皮，爪，陰部などの身体部位に対して，洗って乾かすこと以上の手入れをすること．
含まれるもの：皮膚，歯，頭髪と髭，手足の爪の手入れ．
除かれるもの：自分の身体を洗うこと（d510），排泄（d530）．

情報源：
☒病　歴　　□患者質問紙　　☒診　察　　□専門的検査

問題の記述：
P：―
C：―

d530	排　泄	P	**0**	1	2	3	4	8	9
		C	**0**	1	2	3	4	8	9

排泄（生理，排尿，排便）を計画し，遂行するとともに，その後清潔にすること．
含まれるもの：排尿や排便の管理，生理のケア．
除かれるもの：自分の身体を洗うこと（d510），身体各部の手入れ（d520）．

情報源：
☒病　歴　　□患者質問紙　　□診　察　　□専門的検査

問題の記述：
P：―
C：―

d550	食べること	P	**0**	1	2	3	4	8	9
		C	**0**	1	2	3	4	8	9

提供された食べ物を手際よく口に運び，文化的に許容される方法で食べること．例えば，食べ物を細かく切る，砕く，瓶や缶を開ける，はしやフォークなどを使う，食事をとる，会食をする，正餐をとること．
除かれるもの：飲むこと（d560）．

情報源：
☒病　歴　　□患者質問紙　　□診　察　　□専門的検査

問題の記述：
P：―
C：―

d850	報酬を伴う仕事	P	0	1	2	3	4	8	**9**
		C	0	1	2	3	4	8	**9**

賃金を得て，被雇用者（常勤・非常勤を問わず）や自営業者として，職業，一般職，専門職，その他の雇用形態での労働に従事すること．例えば，職探し，就職，仕事上必要な課題の遂行，要求されている時間通りの仕事への従事，他の労働者を監督すること，監督されること，個人またはグループで必要な仕事の遂行．
含まれるもの：自営業，常勤や非常勤での雇用．

情報源：
☒病　歴　　□患者質問紙　　□診　察　　□専門的検査

問題の記述：
P：患者はすでに退職している．
C：―

図10（次頁へ続く）

環境因子 ＝人々が生活し，人生を送っている物理的な環境や社会的環境，人々の社会的な態度による環境を構成する 個人が〜に関してどの程度の促進因子または阻害因子を経験しているか		完全な促進因子	高度の促進因子	中等度の促進因子	軽度の促進因子	阻害因子/促進因子なし	軽度の阻害因子	中等度の阻害因子	重度の阻害因子	完全な阻害因子	詳細不明	非該当
e110	個人消費用の製品や物質	**+4**	+3	+2	+1	0	1	2	3	4	8	9
	身体に取り入れるために採集されたり，加工されたり，製造されたりした，天然あるいは人工の物体や物質． 含まれるもの：食品，薬．											
	情報源： ☒病 歴　　□患者質問紙　　□診 察　　□専門的検査											
	促進因子/阻害因子の記述： 状態に応じて投薬を受けている：イブプロフェン，ノバルジン，ディオバン，アスピリン，モノエンボレックス8000											
e355	保健の専門職	**+4**	+3	+2	+1	0	1	2	3	4	8	9
	保健制度の枠内で働いている，さまざまなサービスの提供者．例えば，医師，看護師，理学療法士，作業療法士，言語聴覚士，義肢装具士，医療ソーシャルワーカー，その他の同様のサービス提供者． 除かれるもの：その他の専門職（e360）．											
	情報源： ☒病 歴　　□患者質問紙　　□診 察　　□専門的検査											
	促進因子/阻害因子の記述： 医師，看護師，理学療法士，義肢装具士，ソーシャルワーカーの支援を受けている．											
e420	友人の態度	**+4**	+3	+2	+1	0	1	2	3	4	8	9
	友人が，本人（評価される人）やその他の事柄（例：社会的，政治的，経済的な問題）についてもつ，全般的なあるいは特定の意見や信念で，個々の行動や行為に影響を及ぼすもの．											
	情報源： ☒病 歴　　□患者質問紙　　□診 察　　□専門的検査											
	促進因子/阻害因子の記述： 友人は非常に前向きで，必要があればいつでも，進んで患者を支援してくれる．											

図10　急性期ケアにおける筋骨格系健康状態のためのICFコアセット（短縮版）に基づく記録用フォーム

[注] 一般セットに属するICFカテゴリーを濃い灰色の背景で示す．これはすべての記録用フォームに組み込まれている．
∞　急性期ケアにおける筋骨格系健康状態のためのICFコアセット短縮版に含まれていない一般セットのカテゴリー
＋　慢性虚血性心疾患のためのICFコアセットから選択されたカテゴリー
＊　身体構造における構造障害の性質の評価：0＝構造に変化なし，1＝全欠損，2＝部分的欠損，3＝付加的な部分，4＝異常な大きさ，5＝不連続，6＝位置の変異，7＝構造上の質的変化，8＝詳細不明，9＝非該当
＊＊　身体構造における部位の評価：0＝2部位以上，1＝右，2＝左，3＝両側，4＝前面，5＝後面，6＝近位，7＝遠位，8＝詳細不明，9＝非該当

心身機能		機能障害				
		0	1	2	3	4
b130	活力と欲動の機能	■				
b152	情動機能	■				
b410+	心機能				■	
b415	血管の機能				■	
b420+	血圧の機能			■		
b440	呼吸機能			■		
b455	運動耐容能				■	
b525	排便機能	■				
b620	排尿機能	■				
b710	関節の可動性の機能		■			
b735	筋緊張の機能			■		

身体構造		構造障害				
		0	1	2	3	4
s410	心血管系の構造			■		
s710	頭頸部の構造	■				
s730	上肢の構造	■				
s740	骨盤部の構造	■				
s760	体幹の構造	■				
s810	皮膚の各部の構造				■	

活動と参加			困難				
			0	1	2	3	4
d230∞	日課の遂行	P	■				
		C	■				
d240	ストレスとその他の心理的要求への対処	P	■				
		C	■				
d410	基本的な姿勢の変換	P	■				
		C			■		
d415	姿勢の保持	P	■				
		C				■	
d420	乗り移り(移乗)	P	■				
		C	■				
d450	歩 行	P				■	
		C					■
d455∞	移 動	P					■
		C					■
d510	自分の身体を洗うこと	P	■				
		C	■				
d520	身体各部の手入れ	P	■				
		C	■				
d530	排 泄	P	■				
		C	■				
d550	食べること	P	■				
		C			■		
d850∞	報酬を伴う仕事	P	9				
		C					

図11（次頁へ続く）

環境因子		促進因子					阻害因子			
		+4	+3	+2	+1	0	1	2	3	4
e110	個人消費用の製品や物質	■	■	■	■	■				
e355	保健の専門職	■	■	■	■	■				
e420	友人の態度	■	■	■	■	■				

図11 急性期ケアにおける,ある筋骨格系健康状態(切断)患者の生活機能プロフィール(短縮版)

[注] 心身機能,身体構造,活動と参加の評価:0=問題なし,1=軽度の問題,2=中等度の問題,3=重度の問題,4=完全な問題,環境因子の評価:0=阻害因子/促進因子なし,1=軽度の阻害因子,2=中等度の阻害因子,3=重度の阻害因子,4=完全な阻害因子,+1=軽度の促進因子,+2=中等度の促進因子,+3=高度の促進因子,+4=完全な促進因子,8=詳細不明,9=非該当
P=実行状況,C=能力
∞ 急性期ケアにおける筋骨格系健康状態のためのICFコアセット短縮版に含まれていない一般セットのカテゴリー
+ 急性期における筋骨格系健康状態のためのICFコアセットに追加されたICFカテゴリー

5.1.6. ディスカッション――複数の健康上の問題を抱える個人に対するICFコアセットの適用

　適正なICFコアセットは,患者の現在の診断と,生活機能の記述が利用される可能性のある急性期,亜急性期あるいはその後の長期に区分される医療背景に基づいて選択される.通常は,患者のおかれている医療背景によって,ある健康状態に関連するICFコアセットか,あるいは複数の疾患等を含んだ健康状態群に関連するICFコアセットのどちらが選択されるのかが決まる.患者が苦しんでいる健康上の問題が1つだけの場合は,適正なICFコアセットの選択は容易である.患者が多数の健康上の問題を抱えている場合には,どのようなICFコアセットが必要なのだろう.このような場合の対策としていくつかの選択肢の組み合わせが考えられる.

・治療が計画されている主要な診断に対して唯1つのICFコアセットを選択すること
・治療が計画されている主要な診断に対して1つのICFコアセットを選択し,他のICFコアセットまたはICF全体から適当なICFカテゴリーを付け加えること
・患者にとって重要な健康状態,あるいは健康状態群に関連した複数のICFコアセットからすべてのICFカテゴリーを組み合わせること

　本使用症例の場合,Miller氏は右下肢の切断のために急性期病院に入院した.しかし彼は,その他にも以下に述べるような5つの疾患に苦しんでいた.末梢閉塞性動脈疾患(ICD:I73.9 末梢血管疾患,詳細不明記);右下肢血栓症(ICD:I74.3 動脈塞栓症および下肢血栓症);糖尿病(ICD:E10 インスリン依存性糖尿病);動脈性高血圧(ICD;I10 本態性高血圧):(人工の)僧帽弁と大動脈弁の閉鎖不全(ICD10:I34.0 僧帽弁閉鎖不全およびI35.1 大動脈弁閉鎖不全).これらの疾患の多くは,本来血管病変に由来するものである.右下肢の血栓症は,医学的治療が必要な状態にあり,そのため患者は病院に入院した.入院後右大腿切断が行われ,その結果急性期から現在にいたる生活機能上の諸問題が生じている.切断を含んでいるという理由で,この症例のあらゆ

る健康上の問題に取り組むためには，急性期ケアにおける筋骨格系健康状態のためのICFコアセットが最も適切と考えられた．呼吸循環系健康状態のためのICFコアセットや糖尿病のためのICFコアセットは，Miller氏が抱える心臓血管病に関連して生じる可能性がある多くの生活機能上の問題を取り上げているにもかかわらず，選択されなかった．というのも，どちらのコアセットもMiller氏が今，現実に体験している根本的な生活機能上の問題に対応しておらず，これらの問題のすべては切断に関連して生じたものだったからである．しかしこの症例では，心臓血管病は重要とみなされ，さらに詳しく評価するため，急性期ケアにおける呼吸循環系健康状態のためのICFコアセットから *b410 心機能* と *b420 血圧の機能* と表記された2つのICFカテゴリーが加えられた．

　本使用症例では，急性期に多数の健康上の問題を抱えた患者に対するICFコアセットの選択過程を説明している．この症例の特異な面の詳細を知り，臨床的に判断することが必要である．他のICFコアセットからICFカテゴリーを加えたり，異なるICFコアセットを組み合わせることで，利用者が，個々の患者が体験する生活機能上の諸問題の特徴やパターンに最もふさわしいICFカテゴリーのリストを作成できるようにしている．

5.2. 使用症例 2：亜急性期ケアにおける脊髄損傷のための包括 ICF コアセットの適用

Alexandra Rauch

　本使用症例では，交通事故によって脊髄損傷を負い，現在は脊髄損傷に特化したリハセンターに入院してリハを受けている患者に対する ICF コアセットの適用を提示する．また，本症例では，多職種が関与する状況における ICF コアセットの使用についても論ずる．

5.2.1. 症例

　26 歳の男性である Smith 氏は，オートバイ事故で受傷した第 7 および第 8 胸椎骨折によって，脊髄損傷（ICD コード：S24）を負った．事故発生時においては，肺挫傷と左膝の外傷もみられていた．受傷当日に，脊椎骨折部を固定するための緊急脊椎手術が行われた．その後，骨折部の治癒を促すために，3 カ月間にわたって脊椎の運動制限（回旋の禁止および屈曲の禁止）が指示された．このように最善の急性期治療が施されたにもかかわらず，彼の受傷部位（第 7 胸椎）以下の運動機能および感覚機能は完全に失われることとなった．

　Smith 氏は家電の営業職として修練を積んでいたが，受傷前においては運送業に従事していた．彼は独身であり，仲のよい友人と同居していたが，共同で暮らすそのアパートは車いすの使用には適していなかった．彼は，オートバイに乗ったり，ゴルフをしたり，友人や家族と付き合うことで余暇を過ごしていた．

　手術の 2 日後，Smith 氏は脊髄損傷のリハに特化したセンターに転院した．彼は，そのセンターの亜急性期リハ病棟に直接に転院となった．この病棟において，彼に対する包括的なリハプログラムが開始された．Smith 氏の生活機能レベルは，当初から着々と改善を示したが，その回復は外科医による運動制限の指示もあり，彼自身が望んでいたものよりは緩徐なものであった．受傷から 3 カ月経った時点で彼に対する運動制限指示は解かれ，自宅退院の準備が開始されることとなった．この時点において，包括的なリハプログラムは，より徹底されるべきものとなる．そして，地域生活にうまく溶け込むために必要となるすべてのことが，リハ介入の中で考慮されるべきこととなる．

5.2.2. 適用範囲と設定

　リハセンターはスイスにあり，脊髄損傷の急性期，亜急性期，長期ケアに特化しており，そこでは，入院治療（急性期，亜急性期，長期ケアを対象）も外来診療（長期ケア症例だけを対象）も行われている．包括的にリハの方針を進めていくために，リハ管理チームは，脊髄損傷の問題点に関して対処されるべきことをすべて挙げる必要がある．ここには，内科的治療，看護，理学療法，作業療法，スポーツ療法，精神療法，職業訓練，さらには住居，自動車の利用，福祉用具の供給，家屋改修などに関した経済的問題にも対処するソーシャルワーカーの援助などが含まれる．このような必要性からリハチームは，いかなる時期にある脊髄損傷に対しても最良の生活機能を

もたらして維持するために，一緒になって活動する複数の異なる職種が構成することとなる．亜急性期の脊髄損傷に対するリハプログラムにおいて，最も重要な目標は，患者を地域生活にうまく再参入させることである．

5.2.3. ICF コアセットを適用する目的

本使用症例では，現在のリハ段階は新たな評価に基づいて開始されている．ここでいう新たな評価は，リハゴールの決定，介入の目標の同定，地域生活への再参入を成功させるための介入の実行と評価の基盤となる．よって，Smith 氏の生活機能レベルについての遺漏のない情報が，リハ計画を立てるために必要となる．いずれの ICF コアセットが用いられるとしても，生活機能についての包括的な記述は，生活機能の全分野と環境を統合することで達成される．それによって，リハチームは，患者に最良の身体および精神機能をもたらすことが可能となる．ICF コアセットは，患者の生活機能レベルについて手に入れることができたすべての情報を複数の医療専門職で共有するための共通言語としても，その役割を果たすに違いない．

5.2.4. 適切な ICF コアセットの選択

適切な ICF コアセットの選択は，医療背景と ICF コアセットの種類に関して検討された（図12）．

特定の健康状態，もしくは健康状態群に関連した ICF コアセットの選択

Smith 氏の生活機能レベルを記述するために，*脊髄損傷のための ICF コアセット*が選択された．脊髄損傷については，健康状態特有の ICF コアセットとして，亜急性期ケアに対するもの[33]と長期ケアに対するもの[34]がある．脊髄損傷は，亜急性期ケアにおける健康状態特有のコアセットが用意された唯一の健康状態である．この症例では，*亜急性期ケアにおける神経系健康状態のための ICF コアセット*[29]ではなく，**亜急性期ケアにおける*脊髄損傷のための ICF コアセット***が選択されている．

亜急性期における脊髄損傷のための ICF コアセットは，早期リハの記述を担うこととなる．この時期は，急性期疾患・受傷の直後に相当し，患者は入院下における医療処置と早期包括的リハを必要とする[10]．よって，ここでの ICF コアセットは，医師，看護師，療法士，他の医療専門職，リハにおける健康管理分野に従事する種々の職種のいずれもが使用できるように作成されている[28]．これらのプログラムは初期急性期ケアが終わった後に行われ，焦点を絞った介入を行うことで，患者の生活機能を回復させ維持すること，患者の自主性を促すこと，長期ケアの必要性が生じることを予防することを目的とする[75]．さらに，地域生活への溶け込みがリハの主たるゴールとなるが，このゴールは患者の身体機能にのみならず，関係をもつ多くの社会的・身体的環境における促進因子や阻害因子にも委ねられることになる．よって，リハチームは，地域生活への橋渡しを計画する時，雇用，移動能力，交通，家族サポート，地域生活への参加のしやすさなどの問題についても考慮しなければならない[34]．

*亜急性期ケアにおける脊髄損傷のための ICF コアセット*は，外傷性および非外傷性脊髄損傷のいずれにも用いることができるように作成された．包括 ICF コアセットは，総計で 162 の第 2,

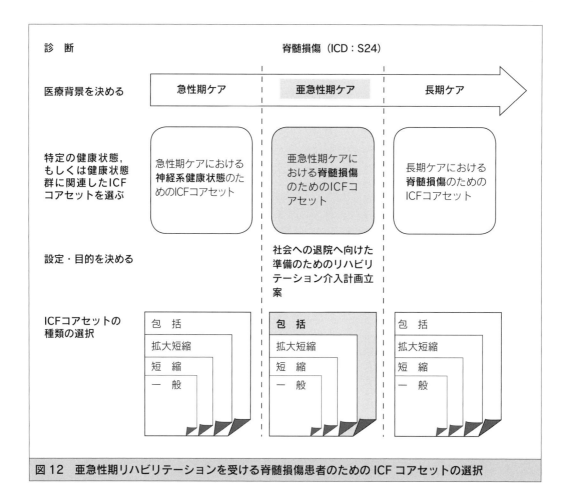

図12 亜急性期リハビリテーションを受ける脊髄損傷患者のためのICFコアセットの選択

第3，第4レベルのICFカテゴリーからなっており，短縮ICFコアセットは総計で25の第2レベルのICFカテゴリーから構成されている．

ICF コアセットの種類の選択

本使用症例については，包括ICFコアセットが選択された．この包括ICFコアセットは多くのカテゴリーから構成されているが，この種類のコアセットを選択することによって，介入の目標となりうる生活機能や患者環境の領域が見過ごされなくなる．特筆すべきこととして，一般セットに含まれるICFカテゴリーのうち，包括ICFコアセットに含まれていないものは，さらに加えることが推奨されている．しかし，本使用症例の場合では，一般セットのすべてのカテゴリーは，すでに包括ICFコアセットに含まれている．ただし，カテゴリー*b280 疼痛の感覚*については，包括ICFコアセットでは第3および第4レベルのカテゴリーで答えることとなっている．

5.2.5. 記録用フォームを用いた生活機能の記述

それぞれのICFカテゴリーに答えるために，Smith氏の病歴，診察，専門的検査など情報は様々な資料から集められた．生活機能のいくつかについては，複数の資料から情報が集められること

もあった．本使用症例では，患者質問紙は採用されていない．情報はリハチームの各構成員から集められて，後に，チームの1人がICF評価点を用いることで評価を行った．以下の図（**図13**）は，短縮ICFコアセットのための記録用フォームと，そこで扱われる生活機能プロフィールを示している（生活機能プロフィールは，亜急性期の脊髄損傷に対する短縮ICFコアセットと一般セットに含まれるカテゴリーすべてからなる．**図14**）．完全版は本書付属のCDに収録されている．

	心身機能 ＝身体系の生理的機能（心理的機能を含む） 個人が〜に関してどの程度の機能障害を有しているか	機能障害なし	軽度の機能障害	中等度の機能障害	重度の機能障害	完全な機能障害	詳細不明	非該当
b130	**活力と欲動の機能**	**0**	1	2	3	4	8	9
	個別的なニーズと全体的な目標を首尾一貫して達成させるような，生理的および心理的機序としての全般的精神機能． **含まれるもの**：活力レベル，動機づけ，食欲に関する機能．渇望（依存を起こす物質への渇望を含む）．衝動の制御． **除かれるもの**：意識機能（b110），気質と人格の機能（b126），睡眠機能（b134），精神運動機能（b147），情動機能（b152）．							
	情報源： ☒病　歴　　　□患者質問紙　　　□診　察　　　□専門的検査							
	問題の記述： 生活機能レベルの改善に向けた取り組みについて，非常にやる気がある．このことは良質な資源となる．							
b152	**情動機能**	**0**	1	2	3	4	8	9
	こころの過程における感情的要素に関連する個別的精神機能． **含まれるもの**：情動の適切性，情動の制御，情動の幅の機能．感情．悲哀，幸福，愛情，恐れ，怒り，憎しみ，緊張，不安，喜び，悲しみ．情動の不安定性．感情の平板化． **除かれるもの**：気質と人格の機能（b126），活力と欲動の機能（b130）．							
	情報源： ☒病　歴　　　□患者質問紙　　　□診　察　　　□専門的検査							
	問題の記述： 場に即した精神状態にある．							
b280∞	**痛みの感覚**	0	**1**	2	3	4	8	9
	身体部位の損傷やその可能性を示す，不愉快な感覚． **含まれるもの**：全身的な痛み，局所的な痛み，一皮節内の痛み，刺すような痛み，焼けるような痛み，鈍痛．疼くような痛み．機能障害の例としては，筋痛．痛覚脱失，痛覚過敏．							
	情報源： ☒病　歴　　　□患者質問紙　　　☒診　察　　　□専門的検査							
	問題の記述： 下肢を動かす時に生ずる，軽微な神経障害性疼痛がある．Visual Analog Scaleで2と評価される．							
b440	**呼吸機能**	**0**	1	2	3	4	8	9
	肺に空気を吸い込み，空気と血液間でガス交換を行い，空気を吐き出す機能． **含まれるもの**：呼吸数，呼吸リズム，呼吸の深さ．機能障害の例としては，無呼吸，過呼吸，不規則な呼吸，奇異性呼吸，肺気腫，気管攣縮． **除かれるもの**：呼吸筋の機能（b445），その他の呼吸機能（b450），運動耐容能（b455）．							
	情報源： □病　歴　　　□患者質問紙　　　☒診　察　　　□専門的検査							
	問題の記述： 呼吸リズムと回数の測定：規則的なリズムと回数で呼吸している．患者自身は主観的な症状を訴えない．Spinal Cord Independence Measure（SCIM）呼吸項目は10点（介助や補助具なしで自立して呼吸ができる）．							

図13（次頁へ続く）

b525	排便機能					0	1	2	3	**4**	8	9
	老廃物と未消化の食物を便として排出およびそれに関連する機能． **含まれるもの**：排出，便の固さ，排便の頻度に関係する機能．便意の抑制，鼓腸．機能障害の例としては，便秘，下痢，水様便，便失禁（肛門括約筋不全）． **除かれるもの**：消化機能（b515），同化機能（b520），消化器系に関連した感覚（b535）．											
	情報源： ☒病　歴　　□患者質問紙　　☒診　察　　□専門的検査											
	問題の記述： 随意的な排便機能の喪失による便失禁状態．											
b620	排尿機能					0	1	2	3	**4**	8	9
	膀胱から尿を排出する機能． **含まれるもの**：排尿，排尿の回数，排尿の抑制（漏れないようにする）に関する機能．機能障害の例としては，腹圧性尿失禁，切迫性尿失禁，反射性尿失禁，溢流性尿失禁，持続性尿失禁，尿滴下，自動膀胱，多尿（症），尿閉，尿意切迫． **除かれるもの**：尿排泄機能（b610），排尿機能に関連した感覚（b630）．											
	情報源： ☒病　歴　　□患者質問紙　　☒診　察　　□専門的検査											
	問題の記述： 随意的な排尿機能の喪失によって完全な尿失禁状態にあり，間欠的な導尿を必要とする．											
b730	筋力の機能					0	1	2	3	**4**	8	9
	1つの筋や筋群の収縮によって生み出される力に関する機能． **含まれるもの**：以下の筋・筋群の筋力に関する機能；特定の筋や筋群，一肢の筋，身体の片側の筋，下半身の筋，四肢の筋，体幹の筋，全身の筋．機能障害の例としては，足あるいは手の小筋群の筋力低下，筋の不全麻痺，筋の完全麻痺，単麻痺，片麻痺，対麻痺，四肢麻痺，無動無言症． **除かれるもの**：眼に付属する構造の機能（b215），筋緊張の機能（b735），筋の持久性機能（b740）．											
	情報源： □病　歴　　□患者質問紙　　☒診　察　　□専門的検査											
	問題の記述： 障害レベル以下のすべての筋肉におけるMMTは0である（完全麻痺の状態）．											
b735	筋緊張の機能					0	1	**2**	3	4	8	9
	安静時の筋の緊張，および他動的に筋を動かそうとした場合に生じる抵抗に関する機能． **含まれるもの**：個々の筋や筋群，一肢の筋，身体の片側の筋，下半身の筋，四肢の筋，体幹の筋，全身の筋の筋緊張に関連する機能．機能障害の例としては，筋緊張低下，筋緊張亢進，筋痙縮． **除かれるもの**：筋力の機能（b730），筋の持久性機能（b740）．											
	情報源： ☒病　歴　　□患者質問紙　　☒診　察　　□専門的検査											
	問題の記述： 下半身の筋緊張は，動作に伴って亢進する．											
b810	皮膚の保護機能					**0**	1	2	3	4	8	9
	物理的，化学的，生物学的脅威から，身体を保護するための皮膚の機能． **含まれるもの**：日光とその他の放射線に対する保護機能．光線過敏症，色素沈着，皮膚の性状の変化．また，皮膚の機械的刺激に対する防御機能．胼胝（たこ）の形成や皮膚の肥厚．機能障害の例としては，皮膚損傷，潰瘍，褥瘡，皮膚の菲薄化． **除かれるもの**：皮膚の修復機能（b820），その他の皮膚の機能（b830）．											
	情報源： □病　歴　　□患者質問紙　　☒診　察　　□専門的検査											
	問題の記述： 視診：褥瘡は認めない．											

図13（次頁へ続く）

身体構造 ＝器官・肢体とその構成部分などの，身体の解剖学的部分 個人が〜に関してどの程度の構造障害を有しているか			構造障害なし	軽度の構造障害	中等度の構造障害	重度の構造障害	完全な構造障害	詳細不明	非該当
s120	脊髄と関連部位の構造	程　度	0	1	2	3	**4**	8	9
		性　質*	0	1	2	3	4	**5**	6	7	8	9
	情報源：	部　位**	0	1	2	3	4	5	**6**	7	8	9
	□病　歴　　□患者質問紙　　☒診　察　　☒専門的検査								
	問題の記述： MRI, ASIA Impairment Score：第7胸椎レベルでの脊髄の完全な障害．								
s430	呼吸器系の構造	程　度	**0**	1	2	3	4	8	9
		性　質*	0	1	2	3	4	5	6	7	8	9
	情報源：	部　位**	0	1	2	3	4	5	6	7	8	9
	☒病　歴　　□患者質問紙　　□診　察　　□専門的検査								
	問題の記述： ―								
s610	尿路系の構造	程　度	**0**	1	2	3	4	8	9
		性　質*	0	1	2	3	4	5	6	7	8	9
	情報源：	部　位**	0	1	2	3	4	5	6	7	8	9
	□病　歴　　□患者質問紙　　□診　察　　☒専門的検査								
	問題の記述： 超音波検査では，異常なし．								

活動と参加 ＝課題や行為の個人による遂行，および生活・人生場面への関わり 個人が〜に関してどの程度の困難を有しているか P＝〜の実行状況 C＝〜における能力			困難なし	軽度の困難	中等度の困難	重度の困難	完全な困難	詳細不明	非該当
d230	日課の遂行	P	**0**	1	2	3	4	8	9
		C	**0**	1	2	3	4	8	9
	日々の手続きや義務に必要なことを，計画，管理，達成するために，単純な行為または複雑で調整された行為を遂行すること．例えば，1日を通してのさまざまな活動の時間を配分し，計画を立てること． **含まれるもの**：日課の管理，達成，自分の活動レベルの管理． **除かれるもの**：複数課題の遂行(d220)．								
	情報源： ☒病　歴　　□患者質問紙　　□診　察　　□専門的検査								
	問題の記述： P：困難なし． C：困難なし．								

図13（次頁へ続く）

d410	基本的な姿勢の変換	P	0	1	**2**	3	4	8	9
		C	0	1	2	3	**4**	8	9

ある姿勢になること，ある姿勢をやめること，ある位置から他の位置への移動．例えば，椅子から立ち上がってベッドに横になること．ひざまずいたり，しゃがむことやその姿勢をやめること．
含まれるもの：横たわったり，しゃがんだり，ひざまずいたり，座ったり，立ったり，体を曲げたり，重心を移動した状態から，姿勢を変えること．
除かれるもの：乗り移り（移乗）(d420)．

情報源：
☒病　歴　　□患者質問紙　　☒診　察　　□専門的検査

問題の記述：
P：介助があれば，ゆっくりと慎重に，臥位から座位へと体位を変えることができる．
C：脊椎手術による制限のため，介助がなければ座位をとることも臥位をとることもできない（このような動作は許可されていない）．筋力低下と固有感覚の障害から，座位の際に身体をずらすことも困難である．

d420	乗り移り（移乗）	P	0	**1**	2	3	4	8	9
		C	0	1	**2**	3	4	8	9

姿勢を変えずにベンチの上で横に移動する時や，ベッドから椅子への移動の時のように，ある面から他の面へと移動すること．
含まれるもの：座位あるいは臥位のままでの乗り移り．
除かれるもの：基本的な姿勢の変換 (d410)．

情報源：
☒病　歴　　□患者質問紙　　☒診　察　　□専門的検査

問題の記述：
P：補助具を用いて自ら行うが長時間を要する．
C：ベッドと車椅子間の移乗もしくは自動車への乗車に際しては，スライド板を必要とする．SCIM 移乗項目は1点（部分的な介助もしくは監視，適応するための補助具を必要とする）．補助具がなければある程度の困難があり転倒の危険性が高くなる．

d445	手と腕の使用	P	**0**	1	2	3	4	8	9
		C	**0**	1	2	3	4	8	9

ドアの把手を回したり，物を投げたりつかまえる時のように，手と腕を使って，物を動かしたり操作するのに必要な協調性のある行為を遂行すること．
含まれるもの：物を押したり引いたりすること，手を伸ばすこと，手や腕を回しひねること，投げること，つかまえること．
除かれるもの：細かな手の使用 (d440)．

情報源：
☒病　歴　　□患者質問紙　　□診　察　　□専門的検査

問題の記述：
P：困難なし．
C：困難なし．

d450∞	歩　行	P	0	1	2	3	**4**	8	9
		C	0	1	2	3	**4**	8	9

常に片方の足が地面についた状態で，一歩一歩，足を動かすこと．例えば，散歩，ぶらぶら歩き，前後左右への歩行．
含まれるもの：短距離あるいは長距離の歩行，さまざまな地面あるいは床面上の歩行，障害物を避けての歩行．
除かれるもの：乗り移り（移乗）(d420)，移動 (d455)．

情報源：
☒病　歴　　□患者質問紙　　□診　察　　□専門的検査

問題の記述：
P：全く歩けない．
C：全く歩けない．

図 13（次頁へ続く）

d455	移　動	P	0	1	2	3	**4**	8	9
		C	0	1	2	3	**4**	8	9

　歩行以外の方法によって，ある場所から別の場所へと身体全体を移動させること．例えば，岩を登る，通りを駆ける，スキップする，疾走する，跳ぶ，とんぼ返りする，障害物の周囲を走り回る．
含まれるもの：這うこと，登り降りすること，走ること，ジョギングすること，跳ぶこと，水泳．
除かれるもの：乗り移り（移乗）（d420），歩行（d450）．

情報源：
☒病　歴　　□患者質問紙　　□診　察　　□専門的検査

問題の記述：
P：車いすで移動する以外は，移動はできない．
C：移動はできない．

d510	自分の身体を洗うこと	P	**0**	1	2	3	4	8	9
		C	0	**1**	2	3	4	8	9

　清浄や乾燥のための適切な用具や手段を用い，水を使って，全身や身体の一部を洗って拭き乾かすこと．例えば，入浴すること，シャワーを浴びること，手や足，顔，髪を洗うこと，タオルで拭き乾かすこと．
含まれるもの：身体の一部や全身を洗うこと，自分の身体を拭き乾かすこと．
除かれるもの：身体各部の手入れ（d520），排泄（d530）．

情報源：
☒病　歴　　□患者質問紙　　☒診　察　　□専門的検査

問題の記述：
P：補助具を用いて自ら行う．
C：多少の対応（手すり，シャワー用の車いす）が必要である．SCIM 入浴項目は 2 点（特別な状況下として，適応のための補助具があれば自立して身体を洗うことができる）．補助具がなければ長時間を要する．

d530	排　泄	P	0	1	**2**	3	4	8	9
		C	0	1	2	3	**4**	8	9

　排泄（生理，排尿，排便）を計画し，遂行するとともに，その後清潔にすること．
含まれるもの：排尿や排便の管理，生理のケア．
除かれるもの：自分の身体を洗うこと（d510），身体各部の手入れ（d520）．

情報源：
☒病　歴　　□患者質問紙　　☒診　察　　□専門的検査

問題の記述：
P：器具があれば，通常の排尿は自立して行えるが，通常の排便には介助を要する．
C：器具がなければ完全に不可能となるが，カテーテルと器具を使えば完全に自立して行える．SCIM 膀胱括約筋機能項目は 11 点（間欠的な自己導尿をしている，導尿と導尿の間は失禁状態，膀胱瘻はなし）．

d540	更　衣	P	0	**1**	2	3	4	8	9
		C	0	1	**2**	3	4	8	9

　社会的状況と気候条件に合わせて，順序だった衣服と履き物の着脱を手際よく行うこと．例えば，シャツ，スカート，ブラウス，ズボン，下着，サリー，和服，タイツ，帽子，手袋，コート，靴，ブーツ，サンダル，スリッパなどの着脱と調節．
含まれるもの：衣服や履き物の着脱，適切な衣服の選択．

情報源：
☒病　歴　　□患者質問紙　　☒診　察　　□専門的検査

問題の記述：
P：下半身の更衣は介助下でしているが，いまだ長時間を要する．
C：上半身の更衣は自ら行える．SCIM 更衣項目 A は 4 点（どのような衣服も介助なしで着脱でき，補助具や特別な状況調節の必要がない），下半身の更衣には部分的な援助が必要．SCIM 更衣項目 B は 1 点（ボタン，チャック，ひもがない衣服の場合，部分的な介助が必要）．

図 13（次頁へ続く）

| d550 | 食べること | P | **0** | 1 | 2 | 3 | 4 | 8 | 9 |
| | | C | **0** | 1 | 2 | 3 | 4 | 8 | 9 |

提供された食べ物を手際よく口に運び，文化的に許容される方法で食べること．例えば，食べ物を細かく切る，砕く，瓶や缶を開ける，はしやフォークなどを使う，食事をとる，会食をする，正餐をとること．
除かれるもの：飲むこと（d560）．

情報源：
☒病　歴　　□患者質問紙　　☒診　察　　□専門的検査

問題の記述：
P：困難なし．
C：SCIM摂食項目は3点（自立して食べること，飲むことができる．介助や補助具を必要としない）．

| d560 | 飲むこと | P | **0** | 1 | 2 | 3 | 4 | 8 | 9 |
| | | C | **0** | 1 | 2 | 3 | 4 | 8 | 9 |

文化的に許容される方法で，飲み物の容器を取り，口に運び，飲むこと．飲み物を混ぜる，かきまぜる，注ぐ，瓶や缶を開ける，ストローを使って飲む，蛇口や泉などの流水から飲む，母乳を飲むこと．
除かれるもの：食べること（d550）．

情報源：
☒病　歴　　□患者質問紙　　☒診　察　　□専門的検査

問題の記述：
P：困難なし．
C：SCIM摂食項目は3点（自立して食べること，飲むことができる．介助や補助具を必要としない）．

| d850 | 報酬を伴う仕事 | P | 0 | 1 | 2 | 3 | 4 | 8 | **9** |
| | | C | 0 | 1 | 2 | 3 | **4** | 8 | 9 |

賃金を得て，被雇用者（常勤・非常勤を問わず）や自営業者として，職業，一般職，専門職，その他の雇用形態での労働に従事すること．例えば，職探し，就職，仕事上必要な課題の遂行，要求されている時間通りの仕事への従事，他の労働者を監督すること，監督されること，個人またはグループで必要な仕事の遂行．
含まれるもの：自営業，常勤や非常勤での雇用．

情報源：
☒病　歴　　□患者質問紙　　□診　察　　□専門的検査

問題の記述：
P：いまだに入院下でリハを受けている．
C：現時点では就労不可能．運送業に復職することはもはや不可能であろうが，座位のままで行える仕事にパート職として就くことは可能かもしれない．現時点では復職に関する解決策はない．

図13（次頁へ続く）

5. 使用症例

環境因子 ＝人々が生活し，人生を送っている物的な環境や社会的環境，人々の社会的な態度による環境を構成する 個人が〜に関してどの程度の促進因子または阻害因子を経験しているか		完全な促進因子	高度の促進因子	中等度の促進因子	軽度の促進因子	阻害因子/促進因子なし	軽度の阻害因子	中等度の阻害因子	重度の阻害因子	完全な阻害因子	詳細不明	非該当
e115	日常生活における個人用の製品と用具	**+4**	+3	+2	+1	0	1	2	3	4	8	9
	日々の活動において用いる装置，製品，用具．改造や特別設計がなされたものや，使用する人の体内に装着したり，身につけたり，身の回りで使うものを含む． **含まれるもの**：個人用の一般的かつ支援的な製品と用具（福祉用具）． **情報源**： ☒ 病 歴　　□患者質問紙　　□診 察　　□専門的検査 **促進因子/阻害因子の記述**： 彼を全面的に支える，セルフケアや移動に必要な数種の補助具や機材を使っている．												
e120	個人的な屋内外の移動と交通のための製品と用具	+4	**+3**	+2	+1	0	1	2	3	4	8	9
	屋内外を移動するために用いる装置，製品，用具．改造や特別設計がなされたものや，使用する人の体内に装着したり，身につけたり，身の回りで使うものを含む． **含まれるもの**：個人的な屋内外の移動と交通のための，一般的かつ支援的な製品と用具． **情報源**： ☒ 病 歴　　□患者質問紙　　□診 察　　□専門的検査 **促進因子/阻害因子の記述**： 手動式の車椅子をもっているが，これは彼が必要とするものすべてには対応できない．モーターのついた車椅子牽引装置を用いることになるであろう．自動車も改造が必要である．												
e310	家 族	**+4**	+3	+2	+1	0	1	2	3	4	8	9
	血縁や婚姻，その他の文化的に家族と認知される関係にある人々．例えば，配偶者，パートナー，両親，兄弟姉妹，子，里親，養父母，祖父母． **除かれるもの**：親族（e315），対人サービス提供者（e340）． **情報源**： ☒ 病 歴　　□患者質問紙　　□診 察　　□専門的検査 **促進因子/阻害因子の記述**： 彼自身の家族から多大な援助を受けている．												
e340	対人サービス提供者	+4	+3	+2	+1	0	1	2	3	4	8	**9**
	個人が日常生活や仕事，教育，その他の生活状況における実行状況を維持することを支援するのに必要なサービスを提供する人々．それらは公的または私的な資金によって，あるいはボランティアとして提供されるサービスである．例えば，家事と家の維持管理への支援の提供者，人的補助者，移動補助者，有料ヘルパー，乳母（ベビーシッター），その他の主たる介護者として働く人々． **除かれるもの**：家族（e310），親族（e315），友人（e320），一般的な社会的支援サービス（e5750），保健の専門職（e355）． **情報源**： ☒ 病 歴　　□患者質問紙　　□診 察　　□専門的検査 **促進因子/阻害因子の記述**： 特に個人的に介護を担当してくれる人はいない．												

図13（次頁へ続く）

e355	保健の専門職				**+4**	+3	+2	+1	0	1	2	3	4	8	9
	保健制度の枠内で働いている,さまざまなサービスの提供者.例えば,医師,看護師,理学療法士,作業療法士,言語聴覚士,義肢装具士,医療ソーシャルワーカー,その他の同様のサービス提供者.															
	除かれるもの:その他の専門職(e360).															
	情報源: ☒病 歴 □患者質問紙 □診 察 □専門的検査															
	促進因子/阻害因子の記述: 保健の専門職は経験豊富で,彼をしっかりと援助してくれる.															

図 13 亜急性期における脊髄損傷のための ICF コアセット(短縮版)に基づいた,ICF コアセットの記録用フォーム

[注] 一般セットに属する ICF カテゴリーを濃い灰色の背景で示す.これはすべての記録用フォームに組み込まれている.
* 身体構造における構造障害の性質の評価:0=構造に変化なし,1=全欠損,2=部分的欠損,3=付加的な部分,4=異常な大きさ,5=不連続,6=位置の変異,7=構造上の質的変化,8=詳細不明,9=非該当
** 身体構造における部位の評価:0=2部位以上,1=右,2=左,3=両側,4=前面,5=後面,6=近位,7=遠位,8=詳細不明,9=非該当

心身機能		機能障害				
		0	1	2	3	4
b130	活力と欲動の機能					
b152	情動機能					
b280∞	痛みの感覚					
b440	呼吸機能					
b525	排便機能					
b620	排尿機能					
b730	筋力の機能					
b735	筋緊張の機能					
b810	皮膚の保護機能					

身体構造		構造障害				
		0	1	2	3	4
s120	脊髄と関連部位の構造					
s430	呼吸器系の構造					
s610	尿路系の構造					

活動と参加			困 難				
			0	1	2	3	4
d230	日課の遂行	P					
		C					
d410	基本的な姿勢の変換	P					
		C					
d420	乗り移り(移乗)	P					
		C					
d445	手と腕の使用	P					
		C					
d450∞	歩 行	P					
		C					
d455	移 動	P					
		C					

図 14(次頁へ続く)

			促進因子				阻害因子				
d510	自分の身体を洗うこと	P									
		C									
d530	排　泄	P									
		C									
d540	更　衣	P									
		C									
d550	食べること	P									
		C									
d560	飲むこと	P									
		C									
d850	報酬を伴う仕事	P					9					
		C									
環境因子			促進因子					阻害因子			
			+4	+3	+2	+1	0	1	2	3	4
e115	日常生活における個人用の製品と用具										
e120	個人的な屋内外の移動と交通のための製品と用具										
e310	家　族										
e340	対人サービス提供者						9				
e355	保健の専門職										

図14　亜急性期ケアにおける，ある脊髄損傷患者の生活機能プロフィール（短縮版）

［注］心身機能，身体構造，活動と参加の評価：0＝問題なし，1＝軽度の問題，2＝中等度の問題，3＝重度の問題，4＝完全な問題．環境因子の評価：0＝阻害因子／促進因子なし，1＝軽度の阻害因子，2＝中等度の阻害因子，3＝重度の阻害因子，4＝完全な阻害因子，+1＝軽度の促進因子，+2＝中等度の促進因子，+3＝重度の促進因子，+4＝完全な促進因子，8＝詳細不明，9＝非該当
P＝実行状況，C＝能力

5.2.6. ディスカッション　多職種が連携して関与する状況における ICF コアセットの適用

　ICFは，心身機能，身体構造，活動と参加，環境因子といったカテゴリーから構成される．ICFがあるからこそ，これらのICFカテゴリーを統合し生活機能を記述するための職種間のツールとして，ICFコアセットが有用となる．このようなICFの多次元的な骨組みがあることで，それぞれのヘルスケア分野の専門家でもある異なった職種の人たちが，組織的にかつ包括的に情報を集めてそれをまとめることが可能となる．

　多職種が連携してかかわるリハ計画において，生活機能と環境が与える影響に関する評価は包括的かつ詳細であるべきである．この必要性を満たすために，ICFコアセットの使用者は，拡大短縮版もしくは包括ICFコアセットを用いることが推奨される．拡大短縮版を適用するためには，より詳細に生活機能を記述することを目的として，使用者は包括ICFコアセットのうちから，短縮ICFコアセットには含まれていないいくつかのICFカテゴリーをさらに選択しなければならない．これは，さらなる選択プロセスを必要とするが，さらに重要なこととして，特有の健康状態において生活機能について生じる問題点を使用者が十分に熟知しておくことが必要となる．包括ICFコアセットは，すでに関係があるICFカテゴリーをすべて含んでいるので，使用者が生活機能のいかなる領域をも見過ごさないためのリファレンスとしての役割を果たすこと

なる．包括 ICF コアセットは，個々の患者の生活機能の全体像を提供するが，これらのセットは 100 以上の ICF カテゴリーを含むこともある．よって，個々の ICF カテゴリーを記述するという責任は，多職種連携チームのメンバーの間で分担されるべきである．

本使用症例では，ICF コアセットはリハを初めて受ける脊髄損傷患者に対して適用されている．脊髄損傷は，患者が生活機能レベルに関した多くの問題に直面する健康状態の一つの例である．最良の対処を提供するためには，多職種が連携してかかわるアプローチの中に，患者とその家族も参加するべきである[76]．脊髄損傷に対する最良な管理の基本となるものは，生活機能における問題点についての，深くかつ組織的な理解と，しっかりとした評価である．ここでいう理解は，患者管理にかかわるすべての人たちで共有されるべきものである．

患者の様々な要求を明らかにしてそれに応えるために，また，多職種が連携してかかわるリハ計画において経時的に生活機能のレベルを比較するために，この患者には亜急性期ケアにおける脊髄損傷のための包括 ICF コアセットが選ばれた．この ICF コアセットは第 2 レベルの 104 のカテゴリー，第 3 レベルの 49 のカテゴリー，第 4 レベルの 9 のカテゴリーからなる総計 162 のカテゴリーからなる．含まれる ICF カテゴリーの総数が多いこと，特に第 3 レベル，第 4 レベルのカテゴリーの数が多いことは，生活機能の非常に詳細な記述を促すこととなる．包括 ICF コアセットを適用することで，すべての生じる問題点と必要性が明らかにされ，それに関する情報がリハ計画に十分なものになることが確実となる．

本使用症例では，必要とされた包括的な評価を行うことの責任は，チーム構成員で分担された．チームは，リハに従事する精神科医師，看護師，理学療法士，スポーツ療法士，作業療法士，心理士，職業相談員を含むソーシャルワーカーによって構成されていた．**表 7** は，誰がどの ICF カテゴリーを担当したかを示している．

すべてのチーム構成員が，生活機能の記述のいくつかの場面に関与した．2 人以上の専門職によって評価がなされたカテゴリーがいくつか存在する一方で，たった 1 人が問題点の評価の責任を負ったカテゴリーもあった（これは，表では，太字かつ大文字の X でマークしてある）．チーム構成員でこれらを分担することによって，人的資源を最良の方法で活用したことになり，患者の生活機能の包括的な全体像を作り出すことができた．

本使用症例では，リハ管理に関与した多職種が連携してかかわるチームにおける，包括 ICF コアセットの適用の実際を示した．包括 ICF コアセットを用いることで，患者の生活機能の全体像がより明確に記述されることとなる．しかしながら，包括 ICF コアセットに含まれるカテゴリーの数が多いことを考えると，記述の責任がチーム構成員で分担された時にのみ，このセットの適用が多職種が連携してかかわるチームにとって役立つものになるといえる．

表 7 多職種連携チームにおける責任の分担
(亜急性期ケアにおける脊髄損傷のための短縮 ICF コアセットに含まれるすべての ICF カテゴリーと，包括 ICF コアセットから選択されたいくつかの ICF カテゴリーを提示する)

		Phys	Nurse	PT	OT	Sport	Psych	SW
b130	活動と欲動の機能	x					X	
b134	睡眠機能		X					
b152	情動機能						X	
b280	痛みの感覚	X	x	x				
b440	呼吸機能	X						
b525	排便機能	X	x					
b620	排尿機能	X	x					
b730	筋力の機能			X	x			
b735	筋緊張の機能	X		x				
b810	皮膚の保護機能		X					
s120	脊髄と関連部位の構造	X						
s430	呼吸器系の構造	X						
s610	尿路系の構造	X						
d230	日課の遂行		X					
d410	基本的な姿勢の変換		x	X	x			
d420	乗り移り(移乗)		x	X	x			
d445	手と腕の使用			x	X			
d450	歩行			X				
d455	移動			X				
d465	用具を用いての移動			x	x	X		
d510	自分の身体を洗うこと		X		x			
d530	排泄		X		x			
d540	更衣		X		x			
d550	食べること		X					
d560	飲むこと		X					
d850	報酬を伴う仕事							X
d920	レクリエーションとレジャー					X		x
e115	日常生活における個人用の製品と用具		X		x			
e120	個人的な屋内外の移動と交通のための製品と用具			x	X			
e310	家族	x	x				x	X
e340	対人サービス提供者							X
e355	保健の専門職	X						
e570	社会保障サービス・制度・政策							X

注：一般セットの全カテゴリーも含まれている．主たる責務担当は灰色で強調してある．
Phys：リハ科医師, Nurse：看護師, PT：理学療法士, OT：作業療法士, Sport：スポーツ療法士, Psych：心理士, SW：ソーシャルワーカー

5.3. 使用症例 3：長期ケアにおける多発性硬化症のための ICF コアセットの適用

Andrea Glässel, Miriam Lückenkemper

　本使用症例では，入院リハセンターでの多職種が連携する環境で治療されている慢性期多発性硬化症（Multiple Sclerosis：MS）患者への ICF コアセットの適用を示す．さらに，患者の問題点ではなく，患者のもつ資源を記載するように ICF に基づいた書類をいかに使いうるかを論じる．

5.3.1. 症例

　Campalla 夫人は 62 歳の女性である．何年も前から MS（ICD-10：G35）[8]の初期症状が出現し，1 年後に MS の診断が確定した．当初は基本的に再発寛解型であったが，近頃は慢性進行型になってきている．Expanded Disability Status Scale（EDSS）[78]では，10.0 点満点で 6.0 点であった．Campalla 夫人は退職しており，階段と外のエレベーターのある家に夫と住んでいる．彼女は神経内科入院リハを受けたことはないが，数年間外来理学療法を定期的に受けている．リハセンターに入院時，右下肢中心の痙縮・失調症候群を示していた．最大歩行距離は歩行器と右下肢の装具を用いた状態で 100 m であり，右過伸展膝であるものの歩容は安定していた．彼女は動作制限を主な問題として述べており，精神や認知機能に関する制限は報告しなかった．Campalla 夫人は将来に関し楽観的で肯定的な姿勢をもっており，自分の治療計画実行に非常に意欲的であり，療法士たちとうまくいっていて，リハを集中的に行っている．

　Campalla 夫人の総合ゴールは夫と介助者の支援のもとでの在宅自立生活である．理学療法士は歩行の安全性改善とバランス訓練，下肢筋力増強訓練に注力した．作業療法士は日常生活を行うための生活機能を評価し，自律的に行えるようにセルフケア，更衣，家事動作に焦点をあてた．Campalla 夫人はこれらの活動を一人ですることはできる．しかし，時間がかかるので，自立のために代償方略を考えた．彼女は 10 m 以上監視で歩けていたが，現在ではそれを歩行器なしの足関節装具のみですることができる．3 週のリハののち，Campalla 夫人は自宅に退院した．生活機能レベルを維持するため，リハセンターの多職種連携チームは外来リハの継続を推奨した．

5.3.2. 適用範囲と設定

　Campalla 夫人は MS に特化した入院リハセンターで治療されている．このセンターでは神経系の健康状態に対し，亜急性期の早い時期からの総合的入院リハ管理から，長期の外来リハ介入まで，異なったアプローチを提供している．入院リハ管理は，全体論的視点から MS 患者のニーズに取り組む多職種連携チームにより行われる．この多職種連携チームは，理学療法士，作業療法士，医師，看護師，神経心理士，スポーツ療法士よりなり，Campalla 夫人とともに，明確なリハゴールを達成するための治療計画を作っていった．

5.3.3. ICF コアセットを適用する目的

多職種連携チームの視点から患者の生活機能を十分に記述するために，ICF コアセットが治療計画と評価に使われる．このチームは評価や退院レポート準備のために ICF コアセットの ICF カテゴリーを用い，それは Campalla 夫人の外来理学療法士に送られることになる．

5.3.4. 適切な ICF コアセットの選択

適切な ICF コアセットの選択は 2 つの段階で行われた．健康状態または健康状態群に関連した ICF コアセットの選択と，適切な ICF コアセットの種類の選択である（**図 15**）．

特定の健康状態，もしくは健康状態群に関連した ICF コアセットの選択

患者の生活機能や障害のレベルを記述するために，長期ケアにおける MS のための ICF コアセット[30]が選ばれた．ICF コアセットは，ICF の生物・心理・社会的なモデルの面から得られた

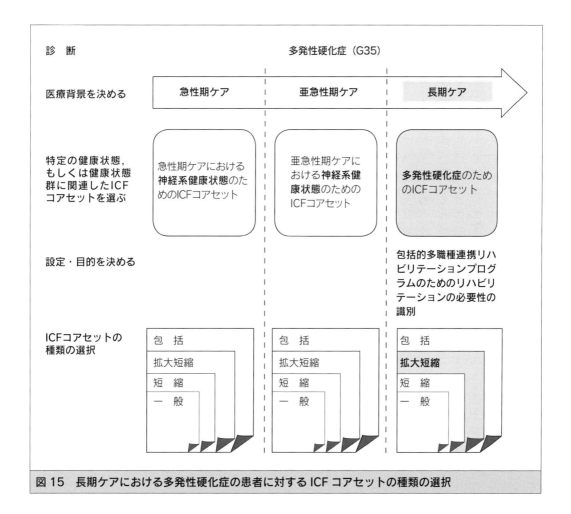

図 15　長期ケアにおける多発性硬化症の患者に対する ICF コアセットの種類の選択

情報を構造化するのに役立ち，それゆえ治療やリハプロセスの誘導に有用である[30]．MSの包括ICFコアセットには138の第2および第3レベルのICFカテゴリー（心身機能が40，身体構造が7，活動と参加が53，環境因子が38）が含まれている．短縮ICFコアセットには19の第2レベルのICFカテゴリー（心身機能が8，身体構造が2，活動と参加が5，環境因子が4）が含まれている．

ICFコアセットの種類の選択

Campalla夫人の生活機能や障害を記載するために，拡大短縮版が用いられた．MSのための異なった種類のICFコアセットより集められた49のICFカテゴリーからなっている．推奨されているように，短縮ICFコアセットには含まれていない一般セットの項目，*d455 移動*が短縮ICFコアセットに加えられた．短縮ICFコアセットの包括性を増すため，MSの包括ICFコアセットの中から，6つの追加カテゴリー（*b140 注意機能，b144 記憶機能，b735 筋緊張の機能，d170 書くこと，d920 レクリエーションとレジャー，e1101 薬*）が選ばれた．

5.3.5. 記録用フォームを用いた生活機能の記述

記録用フォームに書き込むために，Campalla夫人の病歴，専門職の医療記録，専門的検査，患者の問診から情報が集められた．生活機能の何領域かでは診察も行われた．利用可能な情報は理学療法士の臨床経験に照らしてICF評価点を用いて評価された．結果は記録用フォームに書き込まれ（図16），そこから生活機能プロフィール（図17）が作られた．両方の図は短縮版の記録用フォーム，生活機能プロフィールを示しており，MSの短縮ICFコアセットのすべてのICFカテゴリーに一般セットを組み合わせたものとなっている．完全版は本書付属のCDに収録されている．

5.3.6. ディスカッション──ICFコアセットをもとにした記録用フォームによる患者資源の記載

患者資源はリハの過程に重要な役割を果たし，リハの帰結に関与する．患者資源は，生活状況への肯定的態度や楽観，病気を打ち負かすに足りる身体への自信や動機づけ，支えたり勇気づけたりする関係など，広い要素をカバーする．この種の利用可能な資源により，困難な生活状況に対処し，MSのような慢性疾患に立ち向かうことが可能になる[79-80]．ICFは個人資源を様々な方法で記載することを可能にする利点がある．以下にそれらのアプローチのうちの3つを記載する．

まず，生活機能の面での患者資源を記載するために，評価点"0"がきわめて重要である．障害を記載するのに評価点の"1～4"を用いるのと対照的に，生活機能が完全であることを示すのに評価点0，"問題なし"が使われる．問題がないということを，患者資源として示すことができる．このことは本症例では「彼女は非常に良く動機付けられていて，治療や訓練に進んで参加した」との追加コメントのある *b130 活力と欲動の機能* の記載に体現されている．

次に，患者の外的資源はICFの環境因子の促進因子の評価点，"＋1～＋4"にて表現できる（第2章参照）．促進因子を確認することで資源が明確になるのがICFを使う利点であり，それに比べてEDSS[78]などMSの評価ツールの多くは問題点の記載だけになってしまう．ICFでは環境の

5. 使用症例

心身機能 ＝身体系の生理的機能（心理的機能を含む） 個人が〜に関してどの程度の機能障害を有しているか		機能障害なし	軽度の機能障害	中等度の機能障害	重度の機能障害	完全な機能障害	詳細不明	非該当
b130	**活力と欲動の機能**	0	**1**	2	3	4	8	9
	個別的なニーズと全体的な目標を首尾一貫して達成させるような，生理的および心理的機序としての全般的精神機能． **含まれるもの**：活力レベル，動機づけ，食欲に関する機能．渇望（依存を起こす物質への渇望を含む）．衝動の制御． **除かれるもの**：意識機能（b110），気質と人格の機能（b126），睡眠機能（b134），精神運動機能（b147），情動機能（b152）．							
	情報源： ☒病　歴　　□患者質問紙　　□診　察　　□専門的検査							
	問題の記述： 彼女は非常に良く動機付けられていて，治療や訓練に進んで参加した．自分で訓練を行っている．							
b152	**情動機能**	0	**1**	2	3	4	8	9
	こころの過程における感情的要素に関連する個別的精神機能． **含まれるもの**：情動の適切性，情動の制御，情動の幅の機能．感情．悲哀，幸福，愛情，恐れ，怒り，憎しみ，緊張，不安，喜び，悲しみ．情動の不安定性．感情の平板化． **除かれるもの**：気質と人格の機能（b126），活力と欲動の機能（b130）．							
	情報源： ☒病　歴　　□患者質問紙　　□診　察　　□専門的検査							
	問題の記述： 時々気分が変動する．							
b164	**高次認知機能**	**0**	1	2	3	4	8	9
	前頭葉に特に依存する個別的精神機能であり，意思決定，抽象的思考，計画の立案と実行，精神的柔軟性，ある環境下でどのような行動が適切かを決定すること，などといった複雑な目標指向性行動を含む．しばしば実行機能とよばれる． **含まれるもの**：観念の抽象化と組織化の機能．時間管理，洞察，判断，概念形成，カテゴリー化，認知の柔軟性． **除かれるもの**：記憶機能（b144），思考機能（b160），言語に関する精神機能（b167），計算機能（b172）．							
	情報源： ☒病　歴　　□患者質問紙　　□診　察　　□専門的検査							
	問題の記述： ―							
b210	**視覚機能**	0	**1**	2	3	4	8	9
	光の存在を感じることと，視覚刺激の形態，大きさ，姿，色調を感じることに関する感覚機能． **含まれるもの**：視力，視野，視覚の質に関する機能．光覚や色覚，遠景や近景に対する視力，単眼視力や両眼視力，画像的視覚の質に関する機能．機能障害の例としては，近視，遠視，乱視，半盲，色覚異常，視野狭窄，中心および周辺部の暗点，複視，夜盲，明順応． **除かれるもの**：知覚機能（b156）．							
	情報源： ☒病　歴　　□患者質問紙　　□診　察　　□専門的検査							
	問題の記述： 少し目がぼやける（複視はない）．読書には眼鏡が必要である．							
b280	**痛みの感覚**	0	1	**2**	3	4	8	9
	身体部位の損傷やその可能性を示す，不愉快な感覚． **含まれるもの**：全身的な痛み，局所的な痛み，一皮節内の痛み，刺すような痛み，焼けるような痛み，鈍痛，疼くような痛み．機能障害の例としては，筋痛，痛覚脱失，痛覚過敏．							
	情報源： ☒病　歴　　□患者質問紙　　☒診　察　　□専門的検査							
	問題の記述： Visual analogue scale（VAS）は 4 であり，背部痛と右足への放散痛がある．							

図 16（次頁へ続く）

| b620 | 排尿機能 | | | 0 | 1 | **2** | 3 | 4 | 8 | 9 |

膀胱から尿を排出する機能．
含まれるもの：排尿，排尿の回数，排尿の抑制（漏れないようにする）に関する機能．機能障害の例としては，腹圧性尿失禁，切迫性尿失禁，反射性尿失禁，溢流性尿失禁，持続性尿失禁，尿滴下，自動膀胱，多尿（症），尿閉，尿意切迫．
除かれるもの：尿排泄機能（b610），排尿機能に関連した感覚（b630）．

情報源：
☒病　歴　　　□患者質問紙　　　☒診　察　　　□専門的検査

問題の記述：
痙性膀胱による排尿の問題あり．1日の飲水量を少なくしすぎている．痛みを伴う膀胱感染を繰り返している（現在はそうではない）．

| b730 | 筋力の機能 | | | 0 | 1 | **2** | 3 | 4 | 8 | 9 |

1つの筋や筋群の収縮によって生み出される力に関する機能．
含まれるもの：以下の筋・筋群の筋力に関する機能；特定の筋や筋群，一肢の筋，身体の片側の筋，下半身の筋，四肢の筋，体幹の筋，全身の筋．機能障害の例としては，足あるいは手の小筋群の筋力低下，筋の不全麻痺，筋の完全麻痺，単麻痺，片麻痺，対麻痺，四肢麻痺，無動無言症．
除かれるもの：眼に付属する構造の機能（b215），筋緊張の機能（b735），筋の持久性機能（b740）．

情報源：
☒病　歴　　　□患者質問紙　　　☒診　察　　　□専門的検査

問題の記述：
歩行パターンに関係する徒手筋力テスト（MMT）を行った．右大腿と殿部の筋力低下がある，特に椅子に腰掛ける等のしゃがむことにおいて．

	左	右
腸腰筋	5	4
大殿筋	4	4
中殿筋/小殿筋	4	3
ハムストリングス	5	4
大腿四頭筋	4	3
前脛骨筋	4	2

| b770 | 歩行パターン機能 | | | 0 | 1 | 2 | **3** | 4 | 8 | 9 |

歩く，走る，その他の全身運動に関連した運動パターンに関する機能．
含まれるもの：歩行パターン，走行パターンに関連する機能．機能障害の例としては，痙性歩行，片麻痺歩行，対麻痺歩行，非対称歩行，跛行，こわばり歩行．
除かれるもの：筋力の機能（b730），筋緊張の機能（b735），随意運動の制御機能（b760），不随意運動の機能（b765）．

情報源：
☒病　歴　　　□患者質問紙　　　☒診　察　　　□専門的検査

問題の記述：
歩行時の過伸展膝，内反尖足．

身体構造
＝器官・肢体とその構成部分などの，身体の解剖学的部分
個人が〜に関してどの程度の構造障害を有しているか

		構造障害なし	軽度の構造障害	中等度の構造障害	重度の構造障害	完全な構造障害	詳細不明	非該当
s110	脳の構造　程度	0	1	2	3	4	**8**	9

	性質*	0	1	2	3	4	5	6	7	8	9
	部位**	0	1	2	3	4	5	6	7	8	9

情報源：
□病　歴　　　□患者質問紙　　　□診　察　　　□専門的検査

問題の記述：
X線を確認できず．

図16（次頁へ続く）

s120	脊髄と関連部位の構造	程　度	0	1	2	3	4	**8**	9
		性　質*	0	1	2	3	4	5	6	7	**8**	9
		部　位**	0	1	2	3	4	5	6	7	**8**	9

情報源：
□病　歴　　□患者質問紙　　□診　察　　□専門的検査

問題の記述：
X線，MRIを確認できず．

活動と参加
＝課題や行為の個人による遂行，および生活・人生場面への関わり

個人が～に関してどの程度の困難を有しているか
P＝～の実行状況
C＝～における能力

			困難なし	軽度の困難	中等度の困難	重度の困難	完全な困難	詳細不明	非該当
d175	問題解決	P	**0**	1	2	3	4	8	9
		C	0	1	2	3	4	**8**	9

　問題や状況の解決法を見出すことであり，問題の同定や分析，選択肢や解決法の展開，解決法から予期される効果の評価，選択した解決法の遂行によってなされる．例えば，2者間の論争を解決すること．
含まれるもの：単純もしくは複雑な問題の解決．
除かれるもの：思考（d163），意思決定（d177）．

情報源：
☒病　歴　　□患者質問紙　　□診　察　　□専門的検査

問題の記述：
P：問題解決は適切で問題なし．
C：標準テストは行わなかった．

d230	日課の遂行	P	0	1	**2**	3	4	8	9
		C	0	1	2	3	4	**8**	9

　日々の手続きや義務に必要なことを，計画，管理，達成するために，単純な行為または複雑で調整された行為を遂行すること．例えば，1日を通してのさまざまな活動の時間を配分し，計画を立てること．
含まれるもの：日課の管理，達成，自分の活動レベルの管理．
除かれるもの：複数課題の遂行（d220）．

情報源：
☒病　歴　　□患者質問紙　　☒診　察　　□専門的検査

問題の記述：
P：自分のペースで日常を管理している．時間がかかる．治療適応（休憩の必要性）．
C：標準テストなし．

d450	歩　行	P	0	1	**2**	3	4	8	9
		C	0	1	2	**3**	4	8	9

　常に片方の足が地面についた状態で，一歩一歩，足を動かすこと．例えば，散歩，ぶらぶら歩き，前後左右への歩行．
含まれるもの：短距離あるいは長距離の歩行，さまざまな地面あるいは床面上の歩行，障害物を避けての歩行．
除かれるもの：乗り移り（移乗）（d420），移動（d455）．

情報源：
☒病　歴　　□患者質問紙　　☒診　察　　□専門的検査

問題の記述：
P：自分のペースで，歩行器と装具を用いて短距離歩行．時間がかかる．注意が増している．100m，EDSSが6.0．
C：補助具（装具と歩行器）なしで5～10歩は歩ける．

図16（次頁へ続く）

d455	移　動	P	0	1	2	**3**	4	8	9
		C	0	1	2	3	**4**	8	9

歩行以外の方法によって，ある場所から別の場所へと身体全体を移動させること．例えば，岩を登る，通りを駆ける，スキップする，疾走する，跳ぶ，とんぼ返りする，障害物の周囲を走り回る．
含まれるもの：這うこと，登り降りすること，走ること，ジョギングすること，跳ぶこと，水泳．
除かれるもの：乗り移り（移乗）(d420)，歩行 (d450)．

情報源：
☒病　歴　　□患者質問紙　　☒診　察　　□専門的検査

問題の記述：
P：自分のペースで，歩行器と装具を用いて移動する．時間がかかる．注意が増している．凹凸のある外の移動は困難．歩行器と装具で 100 m．
C：歩行器と装具なしの外の歩行は不可能．

d760	家族関係	P	**0**	1	2	3	4	8	9
		C	**0**	1	2	3	4	8	9

血族や親類関係をつくり保つこと．例えば，核家族，拡大家族，里子をもつ家族，養子をもつ家族，義理の家族．またいとこや法的後見人のような更に遠い関係．
含まれるもの：子どもとの関係，親との関係，兄弟姉妹や親族との関係．

情報源：
☒病　歴　　□患者質問紙　　☒診　察　　□専門的検査

問題の記述：
P：―
C：―

d850	報酬を伴う仕事	P	0	1	2	3	4	8	**9**
		C	0	1	2	3	4	8	**9**

賃金を得て，被雇用者（常勤・非常勤を問わず）や自営業者として，職業，一般職，専門職，その他の雇用形態での労働に従事すること．例えば，職探し，就職，仕事上必要な課題の遂行，要求されている時間通りの仕事への従事，他の労働者を監督すること，監督されること，個人またはグループで必要な仕事の遂行．
含まれるもの：自営業．常勤や非常勤での雇用．

情報源：
□病　歴　　□患者質問紙　　□診　察　　□専門的検査

問題の記述：
P＋C：退職している．

環境因子
＝人々が生活し，人生を送っている物的な環境や社会的環境，人々の社会的な態度による環境を構成する

個人が～に関してどの程度の促進因子または阻害因子を経験しているか

	完全な促進因子	高度の促進因子	中等度の促進因子	軽度の促進因子	阻害因子/促進因子なし	軽度の阻害因子	中等度の阻害因子	重度の阻害因子	完全な阻害因子	詳細不明	非該当
e310 家　族	**+4**	+3	+2	+1	0	1	2	3	4	8	9

血縁や婚姻，その他の文化的に家族と認知される関係にある人々．例えば，配偶者，パートナー，両親，兄弟姉妹，子，里親，養父母，祖父母．
除かれるもの：親族 (e315)．対人サービス提供者 (e340)．

情報源：
☒病　歴　　□患者質問紙　　□診　察　　□専門的検査

促進因子/阻害因子の記述：
夫が最も重要．彼女が望むときにいつでも夫はサポートしてくれる．

図 16（次頁へ続く）

5. 使用症例　63

| e355 | 保健の専門職 | **+4** | +3 | +2 | +1 | 0 | 1 | 2 | 3 | 4 | 8 | 9 |

保健制度の枠内で働いている，さまざまなサービスの提供者．例えば，医師，看護師，理学療法士，作業療法士，言語聴覚士，義肢装具士，医療ソーシャルワーカー，その他の同様のサービス提供者．
除かれるもの：その他の専門職(e360)．

情報源：
☒病　歴　　□患者質問紙　　□診　察　　□専門的検査

促進因子/阻害因子の記述：
医師のサポートがあり，理学療法士の外来治療を受けている．

| e410 | 家族の態度 | +4 | **+3** | +2 | +1 | 0 | 1 | 2 | 3 | 4 | 8 | 9 |

家族の成員が，本人(評価される人)やその他の事柄(例：社会的，政治的，経済的な問題)についてもつ，全般的あるいは特定の意見や信念で，個々の行動や行為に影響を及ぼすもの．

情報源：
☒病　歴　　□患者質問紙　　□診　察　　□専門的検査

促進因子/阻害因子の記述：
家族は肯定的な態度．

| e580 | 保健サービス・制度・政策 | +4 | **+3** | +2 | +1 | 0 | 1 | 2 | 3 | 4 | 8 | 9 |

健康上の問題の予防や治療，医学的リハビリテーションの提供，健康的なライフスタイルを促進することに関するサービス，制度，政策．
除かれるもの：一般的な社会的支援サービス・制度・政策(e575)．

情報源：
☒病　歴　　□患者質問紙　　□診　察　　□専門的検査

促進因子/阻害因子の記述：
リハビリテーション入院は健康保険で完全に支払われた．外来は健康保険で完全に支払われる．

個人因子

患者は楽天的であり，将来に肯定的態度を示した．彼女は訓練計画に沿っていくことに非常に強く動機付けられていて，療法士とともに勤勉に実行した．
すでに彼女は彼女の状況に対処するための方略を編み出している．

図16　多発性硬化症のためのICFコアセット(短縮版)に基づくICFコアセットの記録用フォーム

[注] 一般セットに属するICFカテゴリーを濃い灰色の背景で示す．これはすべての記録用フォームに組み込まれている．
∞　多発性硬化症のためのICFコアセット短縮版に含まれていない一般セットのカテゴリー
*　身体構造における構造障害の性質の評価：0＝構造に変化なし，1＝全欠損，2＝部分的欠損，3＝付加的な部分，4＝異常な大きさ，5＝不連続，6＝位置の変異，7＝構造上の質的変化，8＝詳細不明，9＝非該当
**　身体構造における部位の評価：0＝2部位以上，1＝右，2＝左，3＝両側，4＝前面，5＝後面，6＝近位，7＝遠位，8＝詳細不明，9＝非該当

心身機能		機能障害					
			0	1	2	3	4
b130	活力と欲動の機能			■			
b152	情動機能			■			
b164	高次認知機能				■		
b210	視覚機能			■			
b280	痛みの感覚				■		
b620	排尿機能				■		
b730	筋力の機能				■		
b770	歩行パターン機能					■	

身体構造		構造障害					
			0	1	2	3	4
s110	脳の構造		8				
s120	脊髄と関連部位の構造		8				

活動と参加			困 難					
				0	1	2	3	4
d175	問題解決	P			■			
		C	8					
d230	日課の遂行	P				■		
		C	8					
d450	歩行	P						
		C					▨	
d455	移動	P						
		C				▨		
d760	家族関係	P			■			
		C						
d850	報酬を伴う仕事	P	9					
		C	9					

環境因子		促進因子					阻害因子			
		+4	+3	+2	+1	0	1	2	3	4
e310	家　族	■								
e355	保健の専門職		■							
e410	家族の態度			■						
e580	保健サービス・制度・政策		■							

図17 長期ケアにおける，ある多発性硬化症患者の生活機能プロフィール

[注] 心身機能，身体構造，活動と参加の評価：0＝問題なし，1＝軽度の問題，2＝中等度の問題，3＝重度の問題，4＝完全な問題．環境因子の評価：0＝阻害因子/促進因子なし，1＝軽度の阻害因子，2＝中等度の阻害因子，3＝重度の阻害因子，4＝完全な阻害因子，＋1＝軽度の促進因子，＋2＝中等度の促進因子，＋3＝高度の促進因子，＋4＝完全な促進因子，8＝詳細不明，9＝非該当
P＝実行状況，C＝能力
∞ 多発性硬化症のためのICFコアセット短縮版に含まれていない一般セットのカテゴリー

阻害因子も記載することができるので，それらをよく検討し，適切な干渉を行うことで，将来的に資源に変えることも可能であろう．本症例では，Campalla 夫人は家の段差をエレベーター（e150）によって補っていた．

3番目として，患者の内的資源は個人因子に含まれている．個人因子は分類されているわけではないが，個人の包括的な記載を完全にするために記録用フォームの最後に加えることができる．個人因子は患者の生活機能に正の方向に影響する基礎的資源となりうる．"訓練に関心があり動機付けられている"または"日常生活を行うための対処方法を考えている"などは，リハの帰結をよくするためにきわめて重要であり，その影響を医療専門職は考慮しなければならない．"必要なときに休む"とか"一人で更衣をする際にゆっくりするように計画する"などの代償方略は，活動的に自立していられるための資源である．最後に，"時間の消費の増加に肯定的な態度をとる"という個人因子も患者資源として重要である．

まとめると，ICF を使うことで個人資源が記載しやすくなり，結果的にそれらに配慮した治療計画を立てやすくなる．患者資源を統合することで患者本位の管理が促され，治療方略に良い結果がもたらされ，リハの成果が確実になる．記録用フォームにより，生活機能や背景因子のすべての領域をとおして患者資源を確認できる．患者の問題点やニーズ，そして特に患者資源の全体像が提供されるということである．

5.4. 使用症例4：長期ケアにおける職業リハビリテーションのためのICFコアセットの適用

Monika Finger, Miriam Lückenkemper

　本使用症例では，職業リハプログラムに参加している者へのICFコアセットの適用について説明する．活動や参加の構成要素における生活機能レベルに対する，能力や実行状況の評価という課題について議論する．

5.4.1. 症例

　Wilson夫人は39歳の庭師で，その仕事は重労働で身体的負荷が高く，頭上で行う仕事であると同時に，体幹と脊椎に無理な姿勢を強いられるものであった．12ヵ月前，Wilson夫人は木を切断中に梯子から転落する事故を経験した．彼女はいずれも脊髄への圧迫を伴わない第6頸椎と第7頸椎間の椎間板ヘルニア（ICD10：S13.0），および第5胸椎と第6胸椎に骨折（ICD10：S22.1）を受傷した．事故後12ヵ月間は休職していたが，現在は適応障害に悩まされており，うつ反応が持続している（ICD10：F43.2）．Wilson夫人は離婚しており，テラスと小さな庭と4つの部屋がある賃貸に，新しいパートナーと彼女の12歳の息子と一緒に暮らしている．
　復職へ向けた介入，運動訓練，精神的なコーチングを含む集中的かつ多様なリハプログラムの後で，医師たちは彼女の職業を変えるように勧めた．治療にあたった医師たちのWilson夫人に対する評価は，軽労働は十分に可能であるということであった．職業名辞典（Dictionary of Occupational Titles：DOT）システムによると，軽労働とは次のように記載されている．"1日8時間労働の中で6時間まで立ち仕事で，10ポンドまでのものを頻回に，20ポンドまでのものを時に持ち上げることができること．"[81]

5.4.2. 適用の設定

　本使用症例は，職業リハ（Vocational Rehabilitation：VR）が提供されている場合を設定している．VRは"多数の専門職による，エビデンスを基にしたアプローチである．仕事という生活機能について健康に関連した機能障害，制限や制約を有し，適切に仕事に参加することを第一の目的としている労働年齢者に対して，様々な背景，サービス，活動において供給されるものである．"[82]と定義できる．
　現在，Wilson夫人は軽労働に対する彼女の生活機能レベルを評価するため，リハセンターで職業リハプログラムに参加している．週5日の外来プログラムの間に，職業コンサルタントとコーチのチームがソーシャルワーカーや心理士とともに彼女の心身の状態を包括的に評価する．この4週間にわたる標準的な評価は，彼女の能力のテストと，利用できる資源の査定から構成されており，適切な労働地位を決定するために，可能な限り遺漏なく彼女の能力を記述するように意図されている．このプログラムでは，職業専門職が彼女の財政上の状況についても明らかにし，転職や新しい専門的教育のために利用できる資金源を確認する．職業チームは，再雇用のための職

業訓練，オンザジョブトレーニング (OJT)，もしくは見習いの身分を Wilson 夫人とともに探し求めている．必要に応じて，医学的治療，あるいは理学療法と訓練がプログラム施行中に限って行われる．

5.4.3. ICF コアセットを適用する目的

ICF コアセットを用いることで，医療専門職は Wilson 夫人の生活機能の状況を構造化された標準的な方法で記述することが可能となる．これによって様々な医療専門職からなるヘルスケアサービス提供者は共通の生活機能プロフィールを提示することができるようになり，多職種連携によるチームは，介入やリハ管理の全体をとりまとめることができる．さらに，Wilson 夫人は就労の機会についての情報をより得やすくなり，職業カウンセラーとともに最適な仕事を見つけることができるであろう．

5.4.4. 適切な ICF コアセットの選択

適切な ICF コアセットの選択は 2 つの段階で行われる．それらは，特定の健康状態もしくは健康状態群に関連した ICF コアセットの選択と，適切な ICF コアセットの種類の選択である（図18）．

特定の健康状態，もしくは健康状態群に関連した ICF コアセットの選択

他の ICF コアセットとは異なり，VR のための ICF コアセットは健康状態には依存せず，職業リハが提供されるすべての医療背景で適用される[60]．多くの場合，VR のための ICF コアセットは，亜急性期もしくは長期の医療背景[58]で適用される．これは，VR あるいは職業に関する再統合は，急性期における患者の身体的あるいは心理的状況が安定した時に行われるからである．急性期，時に亜急性期においては，VR のための ICF コアセットは健康状態もしくは健康状態群に関連したコアセットに追加して選択されるであろう．

ICF コアセットの種類の選択

VR は大変複雑な過程からなり，しばしば多くのヘルスケア専門職，および背景がかかわりをもつとともに，職場環境にも配慮を要するものである．VR の継続に伴って，ICF コアセットは様々な目的のために使用できる．特に，生活機能における問題を評価し，記述するためのチェックリストとして，また，環境における促進因子と阻害因子を単一の標準化された方法で同定するためのチェックリストとして用いることができる．VR のための ICF コアセットのような共通の基準を用いることで，職業リハの専門家と他の専門家の間のコミュニケーション，あるいは患者がヘルスケアやリハの環境を変更する際のコミュニケーションを深めることもできる．

*VR のための短縮 ICF コアセット*は患者集団の全体の状況を評価する，あるいは，研究対象集団を記述する際に有用である．しかしながら，多くの専門職が連携する臨床分野において，短縮 ICF コアセットでは十分とはいえない場合もある．*VR のための包括 ICF コアセット*は 90 のカテゴリーを含んでいる（89 の第 2 レベルと，第 3 レベルのカテゴリー，*e1101* 薬からなる）．40 のカテゴリーは活動と参加の構成要素から，33 のカテゴリーは環境因子から，17 のカテゴリー

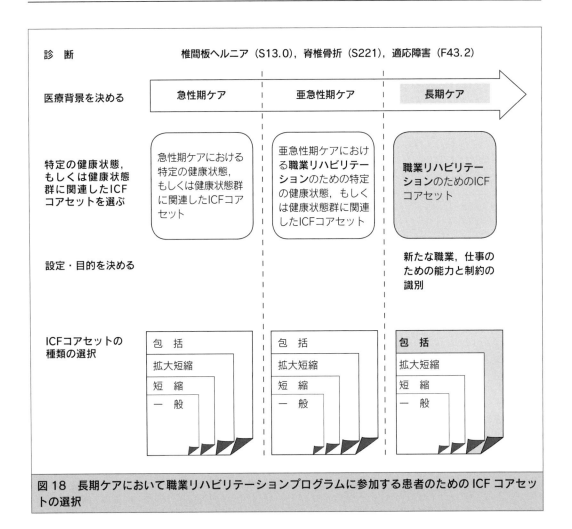

図18 長期ケアにおいて職業リハビリテーションプログラムに参加する患者のためのICFコアセットの選択

は心身機能から構成されている．身体構造からのカテゴリーは含まれていない．

本使用症例では，Wilson夫人の仕事に関連した生活機能プロフィールを遺漏なく作成するために，VRのための包括ICFコアセット[58]が選択された．推奨されているように，一般セットは個人の生活機能を記述する際には含まれているべきであるが，このケースでは，一般セットのカテゴリーはVRのための包括ICFコアセットにすでに含まれていた．この包括的なプロフィールにより，医療専門職が専門的な見通しを新たに検討する際に，Wilson夫人自身と同様に利用できる資源と問題点を反映することができる．さらに，ある特定の仕事に対する知識もしくはスキルの欠如が発見された際には，プロフィールはリハのゴールをまとめるために役立つであろう．

5.4.5. 記録用フォームを用いた生活機能の記述

本使用症例へのICFコアセットの適用においては，VRのための包括ICFコアセットからの90のカテゴリーを含む記録用フォームが，Wilson夫人の病歴，患者質問紙および診察から得られた情報を基盤として完成された．病歴と医学的なレポートは医療専門職の見方を反映し，Wilson夫人の生活機能の包括的なイメージをとらえている．その情報は幅広い臨床経験を有す

る理学療法士によって記録用フォームに記入され，ICF 評価点を用いて評価された．活動と参加の構成要素における生活機能の領域を評価する際には，能力と実行状況の間の相違が注意深く考慮された．Wilson 夫人の状況では，実生活での最適な生活機能を完全に把握することが特に要求される．これは，Wilson 夫人が将来の雇用に向けて教育や訓練を受けるべく，適切な専門性や職業を見極めるための基本となる．

90 のカテゴリーにおける評価の結果は記録用フォームに記述されており，患者の弱い面と強い面を概観することができ，仕事への統合というプロセスを進めるために適切な基盤となる情報を示している．その記録用フォームにより，多職種連携チームは必要となる治療を開始し，治療介入の戦略を共有することも可能となる．結果を以下の記録用フォームに示す（図 19）．これを基に生活機能プロフィール（図 20）が作成された．2 つの図は短縮版の記録用フォームと生活機能プロフィール（VR のための短縮 ICF コアセットと一般セットによる ICF カテゴリーからなる）を表している．完全版は本書付属の CD に収録されている．

5.4.6. ディスカッション ―能力と実行状況

Wilson 夫人の症例は，能力と実行状況の相違を評価すること，そしてどの情報がそれぞれのケースの議論の主題や目標にとって真に必要な情報であるかを判定することがいかに重要であるかを示している．情報が利用できるのであれば，カテゴリーは能力と実行状況の両面から評価されるべきである．

しかしながら，能力について信頼できる情報を得ることは容易ではないかもしれない．能力の評価はしばしばとても複雑で，時間的，金銭的に負担となる，もしくは専門的な機材が必要となるかもしれない．そのため，能力を評価するための標準的で臨床的な器具やテストを用いる際は，注意深くそれらを選択し，適用すべきである．能力とは個々人が本質的にできることを参照するものであり，また，それらはテストのための環境で評価されることが多いため，環境における阻害因子や促進因子が存在するであろう実際の職場で能力を評価することは大変困難なことである．

能力は，心と身体ができること（ability）の向上へ向けた介入計画をたてるうえで，本質的な役割を担っている．心身の変化が期待できないような慢性的な状態において，実行状況の情報は，仕事や社会復帰を目標とした介入の計画にとってより関連の強いものとなる．VR にかかわる情報は，長期間にわたる仕事への適応と育成型配属も含めて職場環境を考慮し，可能な限り現実の仕事状況に近い状態において収集されるべきである．

Wilson 夫人の生活機能について包括的な概観を得るために，すべての利用できる関係する情報が様々な情報源から集められ，彼女の生活機能プロフィールが作成された．VR における医療専門職は職業カウンセラー，もしくはインストラクターであるが，彼（彼女）らはしばしば自らが評価したことがないデータ，特に身体と認知能力に関するものに頼って VR を行っている．能力の評価は適切な専門家によってなされるべきである．たとえば，理学療法士は物を持ちあげる能力を評価し，また，心理的な能力は心理士が評価するといった具合である．

実行状況の記述は，患者の主観的な見方を必然的に含んでいる．能力は原則として臨床的な所見であり，患者の記入する質問紙や問診において，通常患者は自身の実行状況を述べるが，能力を述べるわけではない．患者によって記述された実行状況は，労働力として再統合を果たすため

心身機能 ＝身体系の生理的機能（心理的機能を含む） 個人が〜に関してどの程度の機能障害を有しているか		機能障害なし	軽度の機能障害	中等度の機能障害	重度の機能障害	完全な機能障害	詳細不明	非該当
b130	活力と欲動の機能	0	1	2	**3**	4	8	9
	個別的なニーズと全体的な目標を首尾一貫して達成させるような，生理的および心理的機序としての全般的精神機能． **含まれるもの**：活力レベル，動機づけ，食欲に関する機能．渇望（依存を起こす物質への渇望を含む），衝動の制御． **除かれるもの**：意識機能（b110），気質と人格の機能（b126），睡眠機能（b134），精神運動機能（b147），情動機能（b152）．							
	情報源： □病　歴　　☒患者質問紙　　□診　察　　□専門的検査							
	問題の記述： 活力の欠乏により，日常活動に制限があると患者は訴えている．							
b152	情動機能	0	1	**2**	3	4	8	9
	こころの過程における感情的要素に関連する個別的精神機能． **含まれるもの**：情動の適切性，情動の制御，情動の幅の機能．感情，悲哀，幸福，愛情，恐れ，怒り，憎しみ，緊張，不安，喜び，悲しみ．情動の不安定性．感情の平板化． **除かれるもの**：気質と人格の機能（b126），活力と欲動の機能（b130）．							
	情報源： ☒病　歴　　□患者質問紙　　□診　察　　□専門的検査							
	問題の記述： 不安と自分自身を傷つけることの恐れを患者は訴えている．彼女は過敏になったと感じており，すぐに怒ったり，泣いたりしている．							
b164	高次認知機能	0	**1**	2	3	4	8	9
	前頭葉に特に依存する個別的精神機能であり，意思決定，抽象的思考，計画の立案と実行，精神的柔軟性，ある環境下でどのような行動が適切かを決定すること，などといった複雑な目標指向性行動を含む．しばしば実行機能とよばれる． **含まれるもの**：観念の抽象化と組織化の機能．時間管理，洞察，判断，概念形成，カテゴリー化，認知の柔軟性． **除かれるもの**：記憶機能（b144），思考機能（b160），言語に関する精神機能（b167），計算機能（b172）．							
	情報源： ☒病　歴　　□患者質問紙　　□診　察　　□専門的検査							
	問題の記述： 意思決定が阻害されているように感じており，将来を組み立てるのに必要なことを計画し，実行することが問題となっている．							
b280	痛みの感覚	0	1	2	**3**	4	8	9
	身体部位の損傷やその可能性を示す，不愉快な感覚． **含まれるもの**：全身的な痛み，局所的な痛み，一皮節内の痛み，刺すような痛み，焼けるような痛み，鈍痛，疼くような痛み．機能障害の例としては，筋痛，痛覚脱失，痛覚過敏．							
	情報源： ☒病　歴　　☒患者質問紙　　□診　察　　□専門的検査							
	問題の記述： 患者が腕を使うと，安静時の持続する疼痛は胸椎の真ん中まで拡大する．30分以上座ると，殿部から膝まで疼痛は広がり，立ち上がらなければならなくなり，疼痛が軽減するまで横になってしまう．VASは安静時3-4/10で，動作時で8-9/10である．							
b455	運動耐容能	0	1	**2**	3	4	8	9
	身体運動負荷に耐えるために必要な，呼吸や心血管系の能力に関する機能． **含まれるもの**：持久力，有酸素能力，スタミナと易疲労性． **除かれるもの**：心血管系の機能（b410-b429），血液系の機能（b430），呼吸機能（b440），呼吸筋の機能（b445），その他の呼吸機能（b450）．							
	情報源： ☒病　歴　　□患者質問紙　　□診　察　　□専門的検査							
	問題の記述： 運動のペースと運動量は疲労が増加するために低下している．							

図19（次頁へ続く）

活動と参加 ＝課題や行為の個人による遂行，および生活・人生場面への関わり 個人が～に関してどの程度の困難を有しているか P＝～の実行状況 C＝～における能力			困難なし	軽度の困難	中等度の困難	重度の困難	完全な困難	詳細不明	非該当
d155	技能の習得	P	0	1	2	3	4	**8**	9
		C	0	**1**	2	3	4	8	9

技能の習得を開始し，遂行するために，統合された一連の行為や課題について，基本的あるいは複雑な能力を発達させること．例えば，道具を扱うこと，チェスなどのゲームで遊ぶこと．
含まれるもの：基本的および複雑な技能の習得．

情報源：
☐病　歴　　☐患者質問紙　　☒診　察　　☐専門的検査

問題の記述：
P：有益な情報はない．
C：基礎的活動テストでは，PCのスキルを学習する能力は一般以下である．

d230	日課の遂行	P	0	1	**2**	3	4	8	9
		C	0	1	**2**	3	4	8	9

日々の手続きや義務に必要なことを，計画，管理，達成するために，単純な行為または複雑で調整された行為を遂行すること．例えば，1日を通してのさまざまな活動の時間を配分し，計画を立てること．
含まれるもの：日課の管理，達成，自分の活動レベルの管理．
除かれるもの：複数課題の遂行（d220）．

情報源：
☒病　歴　　☒患者質問紙　　☒診　察　　☐専門的検査

問題の記述：
P：疲労と疼痛のため，日常での家事，VRプログラム，家族より要求されることが十分できないことを大きな問題と訴えている．
C：VRにおいて，患者は予定されているよりも多くの休憩が必要で，プログラムで要求されることを十分にこなすには限界があると指摘されている．

d240	ストレスとその他の心理的要求への対処	P	0	1	**2**	3	4	8	9
		C	0	1	2	3	4	**8**	9

責任重大で，ストレス，動揺，危機を伴うような課題の遂行に際して，心理的要求をうまく管理し，抑制するために求められる，単純な行為または複雑で調整された行為を遂行すること．例えば，交通渋滞の中で乗り物を運転すること，多数の子どもの世話をすること．
含まれるもの：責任への対処，ストレスや危機の対処．

情報源：
☒病　歴　　☐患者質問紙　　☐診　察　　☐専門的検査

問題の記述：
P：常に患者はストレスを感じ，ストレスが多い状況の中で適切に行動をしなくてはならないことが主たる問題である，と訴えている．
C：有益な情報はない．

d450	歩　行	P	0	1	**2**	3	4	8	9
		C	0	**1**	2	3	4	8	9

常に片方の足が地面についた状態で，一歩一歩，足を動かすこと．例えば，散歩，ぶらぶら歩き，前後左右への歩行．
含まれるもの：短距離あるいは長距離の歩行，さまざまな地面あるいは床面上の歩行，障害物を避けての歩行．
除かれるもの：乗り移り（移乗）（d420），移動（d455）．

情報源：
☒病　歴　　☐患者質問紙　　☒診　察　　☐専門的検査

問題の記述：
P：足に疼痛が30分続くと，患者は座るか，横になるかせざるを得ない．
C：位置関係を変化させるというVRのセッティングでは，患者はゆっくりと歩くようにみえる．

図19（次頁へ続く）

d455	移 動	P	0	**1**	2	3	4	8	9
		C	0	1	2	3	4	**8**	9

歩行以外の方法によって，ある場所から別の場所へと身体全体を移動させること．例えば，岩を登る，通りを駆ける，スキップする，疾走する，跳ぶ，とんぼ返りする，障害物の周囲を走り回る．
含まれるもの：這うこと，登り降りすること，走ること，ジョギングすること，跳ぶこと，水泳．
除かれるもの：乗り移り（移乗）(d420)，歩行 (d450)．

情報源：
☒病　歴　　□患者質問紙　　☒診　察　　□専門的検査

問題の記述：
P：1日に何度か階段をのぼると足に痛みが生じ危険である．
C：有益な情報はない．

d720	複雑な対人関係	P	0	**1**	2	3	4	8	9
		C	0	1	2	3	4	**8**	9

状況に見合った社会的に適切な方法で，他者と対人関係を維持し調整すること．例えば，感情や衝動の制御，言語的あるいは身体的攻撃性の制御，社会的相互作用の中での自主的な行為，社会的ルールと慣習に従った行為によってそれを行うこと．
含まれるもの：対人関係の形成や終結，対人関係における行動の制御，社会的ルールに従った相互関係あるいは社会的空間の維持．

情報源：
☒病　歴　　□患者質問紙　　☒診　察　　□専門的検査

問題の記述：
P：多くの人との交流にて，特に仕事が中断させられた時に患者は感情的衝動のコントロールにおけるいくつかの問題点を報告している．
C：有益な情報はない．

d845	仕事の獲得・維持・終了	P	0	1	2	3	4	8	**9**
		C	0	1	2	3	4	8	**9**

仕事を求めたり，見つけたり，選択すること．雇用されること．雇用を受け入れること．仕事，一般職，職業，専門職の継続と昇格．適切な方法で退職すること．
含まれるもの：職探し．履歴書と職務経歴書の準備．雇用主への連絡と面接の準備．仕事の継続．仕事の自己評価．退職の予告．退職すること．

情報源：
□病　歴　　□患者質問紙　　□診　察　　□専門的検査

問題の記述：
P：―
C：―

d850	報酬を伴う仕事	P	0	1	2	3	**4**	8	9
		C	0	1	2	3	4	8	**9**

賃金を得て，被雇用者（常勤・非常勤を問わず）や自営業者として，職業，一般職，専門職，その他の雇用形態での労働に従事すること．例えば，職探し，就職，仕事上必要な課題の遂行，要求されている時間通りの仕事への従事，他の労働者を監督すること，監督されること，個人またはグループで必要な仕事の遂行．
含まれるもの：自営業．常勤や非常勤での雇用．

情報源：
☒病　歴　　□患者質問紙　　□診　察　　□専門的検査

問題の記述：
P：造園家としての専門的な仕事は医学的には難しく，可能性はない．
C：―

図 19（次頁へ続く）

d855	無報酬の仕事	P	0	1	2	3	4	8	**9**
		C	0	1	2	3	4	8	**9**

賃金の支払われない労働に，常勤あるいは非常勤として従事すること．例えば，組織化された仕事の活動，仕事上必要な課題の遂行，要求されている時間通りの仕事への従事，他の労働者を監督すること，監督されること．個人でおよびグループでの必要な仕事の遂行．例えば，ボランティア，奉仕労働，コミュニティや宗教団体への無報酬での労働，無報酬での家の周りの労働．

除かれるもの：第6章：家庭生活

情報源：
□病　歴　　□患者質問紙　　□診　察　　□専門的検査

問題の記述：
P：—
C：—

環境因子
＝人々が生活し，人生を送っている物的な環境や社会的環境，人々の社会的な態度による環境を構成する

個人が～に関してどの程度の促進因子または阻害因子を経験しているか

		完全な促進因子	高度の促進因子	中等度の促進因子	軽度の促進因子	阻害因子/促進因子なし	軽度の阻害因子	中等度の阻害因子	重度の阻害因子	完全な阻害因子	詳細不明	非該当
e310	家　族	+4	+3	**+2**	+1	0	**1**	2	3	4	8	9

血縁や婚姻，その他の文化的に家族と認知される関係にある人々．例えば，配偶者，パートナー，両親，兄弟姉妹，子，里親，養父母，祖父母．
除かれるもの：親族（e315），対人サービス提供者（e340）．

情報源：
☒病　歴　　□患者質問紙　　□診　察　　□専門的検査

促進因子/阻害因子の記述：
促進因子：人生の伴侶は患者を支えている．
阻害因子：12歳の息子は学校で級友と問題があり，息子の教育には多くのエネルギーがいる．この行いは，息子の父（患者の前の夫）によって増強している．

| e330 | 権限をもつ立場にある人々 | +4 | +3 | +2 | **+1** | 0 | 1 | 2 | 3 | 4 | 8 | 9 |

他人に代わって意思決定をする責任をもっている人々．また，社会での社会的，経済的，文化的，宗教的役割に基づいて，社会的に規定された影響力や権力をもつ人々．例えば，教師，雇用主，監督者，宗教指導者，代理の意思決定者，後見人，管財人．

情報源：
☒病　歴　　□患者質問紙　　□診　察　　□専門的検査

促進因子/阻害因子の記述：
患者の前の上司は今も支援している．

| e580 | 保健サービス・制度・政策 | +4 | +3 | **+2** | +1 | 0 | **1** | 2 | 3 | 4 | 8 | 9 |

健康上の問題の予防や治療，医学的リハビリテーションの提供，健康的なライフスタイルを促進することに関するサービス，制度，政策．
除かれるもの：一般的な社会的支援サービス・制度・政策（e575）．

情報源：
☒病　歴　　□患者質問紙　　□診　察　　□専門的検査

促進因子/阻害因子の記述：
促進因子：事故後すぐに患者は適切な治療を受けた．
阻害因子：長期間の状況の中で，今も患者は受けられていない治療や支援があるに違いないと感じている．

図19（次頁へ続く）

e590	労働と雇用のサービス・制度・政策		+4	+3	+2	+1	0	1	2	3	4	8	9
	失業中あるいは別の仕事を探している人々に適した職を見つけたり，すでに雇用されていて昇進を求めている人々を支援したりすることを目的としたサービス，制度，政策． **除かれるもの**：経済に関するサービス・制度・政策(e565)． **情報源**： ☒病　歴　　□患者質問紙　　□診　察　　□専門的検査 **促進因子/阻害因子の記述**： 労働や雇用のサービスが，VRリハプログラムのような新しい職業の可能性の評価を財政的に支援する．												

図19　職業リハビリテーションのためのICFコアセット（短縮版）に基づくICFコアセットの記録用フォーム

［注］一般セットに属するICFカテゴリーを濃い灰色の背景で示す．これはすべての記録用フォームに組み込まれている．
* 身体構造における構造障害の性質の評価：0＝構造に変化なし，1＝全欠損，2＝部分的欠損，3＝付加的な部分，4＝異常な大きさ，5＝不連続，6＝位置の変異，7＝構造上の質的変化，8＝詳細不明，9＝非該当
** 身体構造における部位の評価：0＝2部位以上，1＝右，2＝左，3＝両側，4＝前面，5＝後面，6＝近位，7＝遠位，8＝詳細不明，9＝非該当

心身機能			機能障害				
			0	1	2	3	4
b130	活力と欲動の機能						
b152	情動機能						
b164	高次認知機能						
b280	痛みの感覚						
b455	運動耐容能						
活動と参加			**困　難**				
			0	1	2	3	4
d155	技能の習得	P					8
		C					
d230	日課の遂行	P					
		C					
d240	ストレスとその他の心理的要求への対処	P					
		C	8				
d450	歩　行	P					
		C					
d455	移　動	P					
		C	8				
d720	複雑な対人関係	P					
		C	8				
d845	仕事の獲得・維持・終了	P	9				
		C	9				
d850	報酬を伴う仕事	P					
		C	9				
d855	無報酬の仕事	P	9				
		C	9				

図20（次頁へ続く）

環境因子		促進因子				阻害因子				
		+4	+3	+2	+1	0	1	2	3	4
e310	家　族				■					
e330	権限をもつ立場にある人々				■					
e580	保健サービス・制度・政策				■					
e590	労働と雇用のサービス・制度・政策				■					

図20　職業リハビリテーション下における脊髄損傷と抑うつ障害をフォローする，ある患者の生活機能プロフィール

[注] 心身機能，身体構造，活動と参加の評価：0＝問題なし，1＝軽度の問題，2＝中等度の問題，3＝重度の問題，4＝完全な問題．環境因子の評価：0＝阻害因子/促進因子なし，1＝軽度の阻害因子，2＝中等度の阻害因子，3＝重度の阻害因子，4＝完全な阻害因子，＋1＝軽度の促進因子，＋2＝中等度の促進因子，＋3＝重度の促進因子，＋4＝完全な促進因子，8＝詳細不明，9＝非該当
P＝実行状況，C＝能力

にきわめて重要なものとなる．さらに，患者が専門的な活動をなすことが現実的に可能であるかを予測することにおいて，実行状況の情報は能力の情報よりも信頼できるものである．というのは，実行状況は患者の現実の仕事環境を考慮に入れたものであるからである．

　実行状況と能力を評価する際のこれらの相違は，両者の間には差があるであろうということを意味している．実行状況と能力の間の差からは，影響を与える環境因子（いわゆるICFでの阻害因子と促進因子）についての重要な情報が得られる．Wilson夫人の場合，VRの焦点は，患者の能力という点から身体的あるいは心理的な健康状態を高めるということから，利用しうるすべての環境的な支援を利用し彼女を労働力として再統合させる方向へと変遷した．こうして，彼女の新しい職業を見出し，仕事への参加を促進するために，新しい目標が定められた．VRにおけるこの段階では，"実行状況"を強化するすべての局面がきわめて重要である[83]．

　結論を述べる．本使用症例では実行状況の評価と能力の評価におけるいくつかの取り組みについて，さらに，それらの取り組みが患者についての包括的な情報を得るためにどのように行われうるのかを示した．たとえVR場面における能力の評価が困難であることが判明しうるとしても，実行状況と能力は双方ともに患者の生活機能について重要な情報をもたらし，可能であれば評価されるべきである．実行状況と能力の比較は，環境が及ぼす影響のより良い理解につながる両者の間の乖離を明確にするために役立つ．

5.5. 使用症例5：長期ケアにおける腰痛のための ICFコアセットの適用

Todd Davenport, Sean Rundell, Reuben Escorpizo

本使用症例は外来での理学療法を行っている腰痛患者に対するICFコアセットの適用例を示したものである．本使用症例では，臨床評価によって得られた詳細で専門的な臨床情報がICFコアセットを用いることでどのようにICFに基づいた書式で表現されるかを示す．

5.5.1. 症例

Wilkins女史は38歳の女性で，コンピュータープログラマーである．彼女の主訴は2週間にわたる腰部右側の焼けつくような，あるいは押されるような間欠的疼痛である．疼痛の症状の特徴は，コンピューターの前に3時間座った後，起立時に突然出現するということであった．痛みは最も悪い時で8/10，よい時で0/10，診察時には5/10と表現された．腰痛を悪化させる活動として，2時間以上の座位，1時間以上の仰臥位での就寝，45分以上のジョギング，右下肢に荷重負荷のかかる活動が挙げられた．通常，疼痛は起床時にはみられないが，仕事の際に座位をとると出現し，夕方にかけて徐々に悪化した．彼女は他の症状として，前年にみられた間欠的に出現する右下肢の焼けるような痛みを挙げた．この痛みは幾度かの短時間の腰痛とともに1年前から徐々に出現した．その後一旦突発的な腰痛は改善したが，下肢痛は残存し，ジョギングや運転時，長時間の座位のあとに悪化がみられていた．

最初の問診の時，患者は腰痛の悪化とともに，下肢痛の悪化がみられると訴えた．痛みは座位や仰臥位といった姿勢を避けることや，エリプティカルトレーナー（ステップ・ジョギングを訓練するマシン）や腹筋のためのエクササイズ機器を使うことによって改善した．横向きで寝たときは，邪魔されることなく寝ることができた．患者は最初の発症時より，痛みの強さは減少していると述べた．また，下肢のしびれや感覚異常，膀胱直腸障害，筋力低下や分離運動の悪化はみられないと回答した．重要な既往歴は不安障害とうつ病であった．処方は痛みと炎症に対しイブプロフェン（600mgを1日3回，必要時），うつ症状に対しノルトリプチリン（600mgを1日3回），炎症と疼痛に対しメチルプレドニゾロン（4mgを1日1回），アレルギーに対しフェキソフェナジン（60mg, 1日1回），避妊のためノルエチンドロン（35mg, 1日1回）を内服していた．仕事においては，コンピューターの前で1日8時間の座位をとっており，通勤の往復に1時間を要していた．彼女の運動プログラムはエリプティカルトレーナーを使ったジョギングと，床運動用の機器を用いた腹筋運動であった．患者の目標は，疼痛に制限されずに5時間座って仕事をすることであった．

患者の最初のローランドモリス質問紙（Roland-Morris Disability Questionnaire：RMQ）[84-86]スコアは5/24であった．RMQが選択されたのは，急性腰痛の変化の検出に優れているためである[85]．患者の恐怖回避思考質問紙（Fear Avoidance Beliefs Questionnaire：FABQ）[87]スコアは仕事のサブスケールで18/42，身体活動サブスケールで9/24であり，比較的低い値を示していた．彼女の腰部活動信頼性スケール（Low Back Activity Confidence Scale：LoBACS）[88]のス

コアは機能サブスケールで86％，自己管理サブスケールで100％，運動サブスケールで90％であった．

患者の姿勢に関する視診では，胸部の後弯の減少，腰部の前弯の増加，右腰部の傍脊柱筋の膨隆を認めた．立位での最初の痛みは1/10で，腰椎の右側と下肢外側にみられた．右の単脚支持期に腰痛は増加し，体幹の回旋を伴った骨盤の下方変位の増加を認めた．左の単脚支持期には疼痛はなく，骨盤の高さも正常であった．下肢の筋力スクリーニングでは，L1-L5の支配筋は両側とも5/5と評価された．S1筋分節の検査として，片脚踵挙上が左は8回，右は6回であり，右の踵挙上は筋力低下ではなく痛みによって制限された．皮膚分節に沿った触覚検査は正常であった．膝蓋腱およびアキレス腱の深部腱反射は両側2+であった．腰部の自動可動域は屈曲は正常，伸展は終末域で増強する右の腰痛によって制限された．左側屈に制限があり，終末域で疼痛の増強がみられた．右側屈は正常であった．腹臥位で股関節の内旋は他動可動域で左が56°，右が54°，外旋は左で46°，右で48°であった．SLRは左で陰性で，他動可動域は96°であった．右ではSLR陽性で，88°で腰痛の出現がみられた．これは背屈による誘発手技を用いても同様であった．右腰部の傍脊柱筋の触診で，圧痛と動きの制限を認めた．右のL5-S1分節は可動性に乏しく，動きによる腰痛の再現がみられた．左のL5-S1分節では可動性に乏しかったが，痛みの出現はみられなかった．L1-2からL4-5分節の動きは正常で，右で痛みの出現があり，左は痛みを生じなかった．

5.5.2. 適用範囲と設定

設定は外来の理学療法の設定である．この設定における典型的な患者群は，筋骨格系の病態に関連する障害および生活機能の問題についての二次的，三次的なケアが必要な患者である．

5.5.3. ICFコアセットを適用する目的

腰痛は先進国においても最も一般的で，コストのかかる健康問題である[89-93]．腰痛はまた，理学療法士によって治療される筋骨格系の健康状態の中で最も多いものの一つであり[94]，複雑な生物・心理・社会的現象である．そのため腰痛についての病理学，病態生理学に基づく厳密な医学的アプローチは集団あるいは個人のレベルにおいても最善の治療を提供するには至っていない．ICFコアセットは生活機能において問題が存在するICFカテゴリーの有用なリストを提供していて，これを使用することにより，ICFコアセットがいかに情報のアセスメントと評価を手引きし得ているかがわかる．このアセスメントと評価は，患者のための適切な治療計画，治療目標，そして最終的により良い予後へとつながるのである．

5.5.4. 適切なICFコアセットの選択

一般的に，適切なICFコアセットの選択には2つの段階が必要である．特定の健康状態に関連するICFコアセットの選択と，適切なICFコアセットの種類の選択である（図21）．

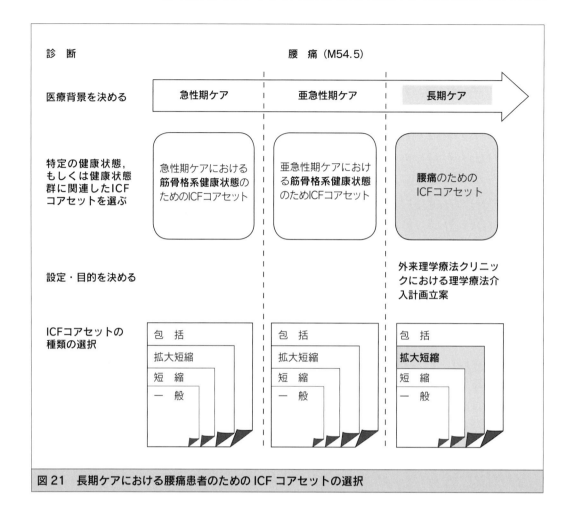

図21　長期ケアにおける腰痛患者のためのICFコアセットの選択

特定の健康状態，もしくは健康状態群に関連したICFコアセットの選択

　腰痛のためのICFコアセットは長期ケアの医療背景において開発され，それゆえに本使用症例に適用されている．腰痛に対するICFコアセットの検者間の一致に関して対立するエビデンスがある[95]ものの，エビデンスは臨床応用の可能性[96-99]と内容の妥当性を概ね支持している[17,21-25]．
　腰痛に対するICFコアセットの包括版は78のカテゴリーからなる．これは身体機能から19カテゴリー，身体構造から5カテゴリー，活動と参加から29カテゴリー，環境因子から25カテゴリーを含んでいる[45]．短縮ICFコアセットは，腰痛患者個々の生活機能を記述する35の必要不可欠なICFカテゴリーからなっている[45]．

ICFコアセットの種類の選択

　われわれは患者にかかわる理学療法単独の立場から生活機能レベルを記述するものとして，短縮ICFコアセットをスタート地点とすることにした．腰痛に対する短縮ICFコアセットはルーチンとしての臨床応用に最も有用である．推奨されているように，腰痛のための短縮ICFコアセットに含まれない一般セットのICFカテゴリーすべてを加えている．この場合には，*d230 日課の*

遂行と d455 移動 を加える必要があった．また，患者の状態の表現のため包括 ICF コアセットからも ICF カテゴリーを加えることとした．その結果，腰痛のための包括 ICF コアセットから以下のカテゴリーが加えられた：*b265 触覚，b525 排便機能，b620 排尿機能，b750 運動反射機能，b760 随意運動の制御機能，d475 運転や操作，d920 レクリエーションとレジャー．*こうして，各カテゴリーを追加したものを拡大短縮版とした．

5.5.5. 記録用フォームを用いた生活機能の記述

腰痛に関連した患者の生活機能の問題を記述するために，一般セット，腰痛のための短縮 ICF コアセットおよび包括 ICF コアセットから選択されたカテゴリーを含む記録用フォームを適用した．ICF における様々な生活機能の領域をカバーするように組まれた患者の問診と，身体所見から情報が得られた．また患者の生活機能にかかわる追加の客観的な指標として，標準化された質問紙を用いた．質問紙から選択された項目は関連のある ICF カテゴリーと結び付けられた．たとえば，RMQ の家事に関する項目：「*腰痛のため，普段している家の仕事をまったくしていない*」，「*腰痛のため，家の仕事をするとき力仕事をしないようにしている*」の項目は，ICF カテゴリーの *d640 調理以外の家事*を評価する際に考慮される．それから，患者の問診，質問紙および身体診察から得られた所見に基づいて患者の生活機能における問題の重症度を評価するために，ICF 評価点が用いられた．理学療法士の臨床経験が重症度の評価の基盤であり，それぞれの所見が現在の理学療法の臨床の文脈で解釈されていることを裏付けている．標準化された質問紙の得点を ICF 評価点に変換するためには，臨床の専門家の経験に基づく判断もかかわっている．それぞれの評価は記録用フォームに記録され（**図 22**），これらより生活機能プロフィールが作成された（**図 23**）．両方の図は記録用フォームの短縮版と生活機能プロフィール（腰痛のための短縮 ICF コアセットと一般セットに含まれるすべての ICF カテゴリーから構成されている）として示されている．完全版は本書付属の CD に収録されている．

5.5.6. ディスカッション―ICF コアセットを使用した詳細な臨床情報の表現

腰痛のための ICF コアセットは，腰痛に関連した生活機能の問題に伴う各個人の体験をより良く理解するための効果的な枠組みを理学療法士に提供すると考えられる．この症例では，外来の理学療法において評価の対象となる生活機能の様々な側面を評価するため，信頼性，妥当性を有する種々の臨床評価法を利用した．本使用症例は，そのような詳細な臨床情報をいかに ICF コアセットに基づいた記述に変換していくかについてのモデルケースを提示している．腰痛のための ICF コアセットは，標準的な情報源（病歴，患者質問紙，専門的検査等）から欠くことなく臨床情報を変換していくために有用である．ICF コアセットは臨床情報を ICF カテゴリーや ICF 評価点に変換することで診察所見の組織化を促し，結果として ICF に基づいた患者の生活機能プロフィールの作成を可能にする．

腰痛のための ICF コアセットは，身体構造と心身機能における障害，活動の制限，参加の制約，環境因子の影響を理解するために役立つ．これらの障害，制限，制約および関係する背景因子に対する介入は，健康状態への影響の理解と患者の活動や参加の助けとなる．たとえば，腰椎の痛

心身機能 ＝身体系の生理的機能（心理的機能を含む） 個人が〜に関してどの程度の機能障害を有しているか		機能障害なし	軽度の機能障害	中等度の機能障害	重度の機能障害	完全な機能障害	詳細不明	非該当
b130	活力と欲動の機能	**0**	1	2	3	4	8	9
	個別的なニーズと全体的な目標を首尾一貫して達成させるような，生理的および心理的機序としての全般的精神機能． **含まれるもの**：活力レベル，動機づけ，食欲に関する機能．渇望（依存を起こす物質への渇望を含む）．衝動の制御． **除かれるもの**：意識機能（b110），気質と人格の機能（b126），睡眠機能（b134），精神運動機能（b147），情動機能（b152）．							
	情報源： ☒病　歴　　□患者質問紙　　□診　察　　□専門的検査							
	問題の記述： 活力と欲動の機能にかかわる異常なし．							
b134	睡眠機能	0	1	2	**3**	4	8	9
	身体と精神を身近な環境から，周期的，可逆的かつ選択的に解放する全般的精神機能で，特徴的な生理的変化を伴う． **含まれるもの**：睡眠量，入眠，睡眠の維持や質に関する睡眠機能．睡眠周期に関連する機能．例えば，不眠，過眠，ナルコレプシー． **除かれるもの**：意識機能（b110），活力と欲動の機能（b130），注意機能（b140），精神運動機能（b147）．							
	情報源： ☒病　歴　　☒患者質問紙　　□診　察　　□専門的検査							
	問題の記述： 朝には痛みなしに起床するが，仰臥位で1時間以上寝たときに痛みが悪化する．Roland-Morris Disability Questionnaire（RMQ）では「腰のために睡眠が制限される」ことが示された．							
b152	情動機能	**0**	1	2	3	4	8	9
	こころの過程における感情的要素に関連する個別的精神機能． **含まれるもの**：情動の適切性，情動の制御，情動の幅の機能．感情，悲哀，幸福，愛情，恐れ，怒り，憎しみ，緊張，不安，喜び，悲しみ．情動の不安定性．感情の平板化． **除かれるもの**：気質と人格の機能（b126），活力と欲動の機能（b130）．							
	情報源： ☒病　歴　　□患者質問紙　　□診　察　　□専門的検査							
	問題の記述： 抑うつ症状を認めるが，投薬によってコントロールされている．							
b280	痛みの感覚	0	1	2	**3**	4	8	9
	身体部位の損傷やその可能性を示す，不愉快な感覚． **含まれるもの**：全身的な痛み，局所的な痛み，一皮節内の痛み，刺すような痛み，焼けるような痛み，鈍痛，疼くような痛み．機能障害の例としては，筋痛，痛覚脱失，痛覚過敏．							
	情報源： ☒病　歴　　□患者質問紙　　☒診　察　　□専門的検査							
	問題の記述： VASスコアによると右腰部にひどいときに重度の疼痛を認め，患者の活動を制限している．							
b455	運動耐容能	**0**	1	2	3	4	8	9
	身体運動負荷に耐えるために必要な，呼吸や心血管系の能力に関する機能． **含まれるもの**：持久力．有酸素能力．スタミナと易疲労性． **除かれるもの**：心血管系の機能（b410-b429），血液系の機能（b430），呼吸機能（b440），呼吸筋の機能（b445），その他の呼吸機能（b450）．							
	情報源： ☒病　歴　　□患者質問紙　　□診　察　　□専門的検査							
	問題の記述： 運動耐容能に明らかな障害なし．							

図22（次頁へ続く）

b710	関節の可動性の機能			0	1	2	**3**	4	8	9
	関節の可動域と動きやすさの機能.									
	含まれるもの：脊椎, 肩, 肘, 手, 股, 膝, 足の関節や手と足の小関節の, 1つまたは複数の関節の可動性. 全身の関節の可動性に関連する機能. 機能障害の例としては, 関節の過度運動性, 有痛性関節運動制限, また五十肩, 関節炎でみられる障害.									
	除かれるもの：関節の安定性の機能 (b715), 随意運動の制御機能 (b760).									
	情報源： □病　歴　　□患者質問紙　　☒診　察　　□専門的検査									
	問題の記述： 腰部の自動可動域制限と股関節の他動可動域制限. L5-S1 の動きは乏しく, 右腰痛の再現を伴う.									
b715	関節の安定性の機能			**0**	1	2	3	4	8	9
	関節の構造の恒常性を維持する機能.									
	含まれるもの：1つの関節, 複数の関節, 全身の関節の安定性に関連する機能. 機能障害の例としては, 不安定な肩関節, 関節脱臼, 肩関節脱臼, 股関節脱臼.									
	除かれるもの：関節の可動性の機能 (b710).									
	情報源： □病　歴　　□患者質問紙　　☒診　察　　□専門的検査									
	問題の記述： 関節の不安定性の所見なし.									
b730	筋力の機能			0	1	**2**	3	4	8	9
	1つの筋や筋群の収縮によって生み出される力に関する機能.									
	含まれるもの：以下の筋・筋群の筋力に関する機能；特定の筋や筋群, 一肢の筋, 身体の片側の筋, 下半身の筋, 四肢の筋, 体幹の筋, 全身の筋. 機能障害の例としては, 足あるいは手の小筋群の筋力低下, 筋の不全麻痺, 筋の完全麻痺, 単麻痺, 片麻痺, 対麻痺, 四肢麻痺, 無動無言症.									
	除かれるもの：眼に付属する構造の機能 (b215), 筋緊張の機能 (b735), 筋の持久性機能 (b740).									
	情報源： □病　歴　　□患者質問紙　　☒診　察　　□専門的検査									
	問題の記述： 右片脚立位の際の骨盤の下降が示唆する殿部, 腹部の筋力低下. ただし, 筋分節に沿った下肢筋力のスクリーニングにより, L1-L5 支配の筋は両側 MMT5 と診断された.									
b735	筋緊張の機能			**0**	1	2	3	4	8	9
	安静時の筋の緊張, および他動的に筋を動かそうとした場合に生じる抵抗に関する機能.									
	含まれるもの：個々の筋や筋群, 一肢の筋, 身体の片側の筋, 下半身の筋, 四肢の筋, 体幹の筋, 全身の筋の筋緊張に関連する機能. 機能障害の例としては, 筋緊張低下, 筋緊張亢進, 筋痙縮.									
	除かれるもの：筋力の機能 (b730), 筋の持久性機能 (b740).									
	情報源： □病　歴　　□患者質問紙　　☒診　察　　□専門的検査									
	問題の記述： 臨床的には障害の所見なし.									
b740	筋の持久性機能			0	1	**2**	3	4	8	9
	筋が, 必要とされる間, 収縮を持続することに関する機能.									
	含まれるもの：個々の筋, 筋群, 全身の筋の収縮を持続することに関する機能. 機能障害の例としては, 重症筋無力症.									
	除かれるもの：運動耐容能 (b455), 筋力の機能 (b730), 筋緊張の機能 (b735).									
	情報源： □病　歴　　□患者質問紙　　☒診　察　　□専門的検査									
	問題の記述： 右片脚立位の際に骨盤の位置を保持するための殿部, 腹部の筋持久性の障害.									

図 22（次頁へ続く）

身体構造 ＝器官・肢体とその構成部分などの，身体の解剖学的部分 個人が～に関してどの程度の構造障害を有しているか			構造障害なし	軽度の構造障害	中等度の構造障害	重度の構造障害	完全な構造障害	詳細不明	非該当
s120	脊髄と関連部位の構造	程 度	**0**	1	2	3	4	8	9
		性 質*	0	1 2 3	4 5	6 7		8	9
		部 位**	0	1 2 3	4 5	6 7		8	9
	情報源： □病　歴　　□患者質問紙　　☒診　察　　□専門的検査								
	問題の記述： 末梢神経の検査は正常．								
s760	体幹の構造	程 度	0	**1**	2	3	4	8	9
		性 質*	0	1 2 3	4 5	6 7		8	9
		部 位**	0	1 2 3	4 5	6 7		8	9
	情報源： □病　歴　　□患者質問紙　　☒診　察　　□専門的検査								
	問題の記述： 姿勢の観察により，軽度の胸椎後弯および腰椎前弯を認めた．								
s770	運動に関連したその他の筋骨格構造	程 度	0	1	**2**	3	4	8	9
		性 質*	0	1 2 3	4 5	6 7		8	9
		部 位**	0	1 2 3	4 5	6 7		8	9
	情報源： □病　歴　　□患者質問紙　　☒診　察　　□専門的検査								
	問題の記述： 右のSLRは(＋)．88度で腰痛の再現あり．背屈による誘発手技用いても変化はなし．								

活動と参加 ＝課題や行為の個人による遂行，および生活・人生場面への関わり 個人が～に関してどの程度の困難を有しているか P＝～の実行状況 C＝～における能力			困難なし	軽度の困難	中等度の困難	重度の困難	完全な困難	詳細不明	非該当
d230∞	日課の遂行	P	**0**	1	2	3	4	8	9
		C	0	1	2	3	4	**8**	9
	日々の手続きや義務に必要なことを，計画，管理，達成するために，単純な行為または複雑で調整された行為を遂行すること．例えば，1日を通してのさまざまな活動の時間を配分し，計画を立てること． **含まれるもの**：日課の管理，達成，自分の活動レベルの管理． **除かれるもの**：複数課題の遂行(d220)．								
	情報源： ☒病　歴　　□患者質問紙　　□診　察　　□専門的検査								
	問題の記述： P：制限なし． C：情報なし．								

図22（次頁へ続く）

d240	ストレスとその他の心理的要求への対処	P	**0**	1	2	3	4	8	9
		C	0	1	2	3	4	**8**	9

責任重大で，ストレス，動揺，危機を伴うような課題の遂行に際して，心理的要求をうまく管理し，統制するために求められる，単純な行為または複雑で調整された行為を遂行すること．例えば，交通渋滞の中で乗り物を運転すること．多数の子どもの世話をすること．
含まれるもの：責任への対処，ストレスや危機の対応．

情報源：
☒病　歴　　□患者質問紙　　□診　察　　□専門的検査

問題の記述：
P：重要な問題の報告なし．
C：情報なし．

d410	基本的な姿勢の変換	P	0	**1**	2	3	4	8	9
		C	0	**1**	2	3	4	8	9

ある姿勢になること，ある姿勢をやめること，ある位置から他の位置への移動．例えば，椅子から立ち上がってベッドに横になること，ひざまずいたり，しゃがむことやその姿勢をやめること．
含まれるもの：横たわったり，しゃがんだり，ひざまずいたり，座ったり，立ったり，体を曲げたり，重心を移動した状態から，姿勢を変えること．
除かれるもの：乗り移り（移乗）(d420)．

情報源：
☒病　歴　　☒患者質問紙　　☒診　察　　□専門的検査

問題の記述：
P：体位変換時に問題はなく，さらに動くことで疼痛は緩和された．RMQ により腰を曲げたり膝を曲げたりしないように気を付けているということ，またより頻繁に横になっていることが示された．
C：患者は特定の腰の姿勢，および右下肢での片脚立位をとる能力の低下を呈している．

d415	姿勢の保持	P	0	1	2	**3**	4	8	9
		C	0	**1**	2	3	4	8	9

仕事や授業で座ったままでいたり，立ったままでいる時のように，必要に応じて同じ姿勢を保つこと．
含まれるもの：臥位，しゃがみ位，ひざまずいた姿勢，座位，立位の保持．

情報源：
☒病　歴　　□患者質問紙　　☒診　察　　□専門的検査

問題の記述：
P：痛みを増強する活動は，座位保持と右下肢への荷重であった．
C：右下肢での立位時に若干の不安定性を認めた．

d430	持ち上げることと運ぶこと	P	**0**	1	2	3	4	8	9
		C	0	1	2	3	4	**8**	9

カップを持ち上げたり，子どもをある部屋から別の部屋へ運ぶ時のように，物を持ち上げること，ある場所から別の場所へと物を持っていくこと．
含まれるもの：持ち上げること．手に持ったり，腕に抱えたり，肩や腰，背中，頭の上に載せて運搬すること．物を置くこと．

情報源：
☒病　歴　　□患者質問紙　　□診　察　　□専門的検査

問題の記述：
P：持ち上げることに関する制限について自己申告なし．
C：情報なし．

d450	歩　行	P	**0**	1	2	3	4	8	9
		C	**0**	1	2	3	4	8	9

常に片方の足が地面についた状態で，一歩一歩，足を動かすこと．例えば，散歩，ぶらぶら歩き，前後左右への歩行．
含まれるもの：短距離あるいは長距離の歩行，さまざまな地面あるいは床面上の歩行，障害物を避けての歩行．
除かれるもの：乗り移り（移乗）(d420)，移動 (d455)．

情報源：
☒病　歴　　□患者質問紙　　☒診　察　　□専門的検査

問題の記述：
P：制限なく介助なしで歩行することが可能．
C：臨床所見からは有意な所見なし．

図 22（次頁へ続く）

d455∞	移　動	P	**0**	1	2	3	4	8	9
		C	0	1	2	3	4	**8**	9

　歩行以外の方法によって，ある場所から別の場所へと身体全体を移動させること．例えば，岩を登る，通りを駆ける，スキップする，疾走する，跳ぶ，とんぼ返りする，障害物の周囲を走り回る．
含まれるもの：這うこと，登り降りすること，走ること，ジョギングすること，跳ぶこと，水泳．
除かれるもの：乗り移り（移乗）(d420)，歩行(d450)．

情報源：
☒病　歴　　□患者質問紙　　□診　察　　□専門的検査

問題の記述：
P：制限なく移動可能．
C：情報なし．

d530	排　泄	P	**0**	1	2	3	4	8	9
		C	0	1	2	3	4	**8**	9

　排泄（生理，排尿，排便）を計画し，遂行するとともに，その後清潔にすること．
含まれるもの：排尿や排便の管理，生理のケア．
除かれるもの：自分の身体を洗うこと(d510)，身体各部の手入れ(d520)．

情報源：
☒病　歴　　□患者質問紙　　□診　察　　□専門的検査

問題の記述：
P：制限なし（道具や介助の必要なし）．
C：情報なし．

d540	更　衣	P	**0**	1	2	3	4	8	9
		C	0	1	2	3	4	**8**	9

　社会的状況と気候条件に合わせて，順序だった衣服と履き物の着脱を手際よく行うこと．例えば，シャツ，スカート，ブラウス，ズボン，下着，サリー，和服，タイツ，帽子，手袋，コート，靴，ブーツ，サンダル，スリッパなどの着脱と調節．
含まれるもの：衣服や履き物の着脱，適切な衣服の選択．

情報源：
☒病　歴　　□患者質問紙　　□診　察　　□専門的検査

問題の記述：
P：制限なし（道具や介助の必要なし）．
C：情報なし．

d640	調理以外の家事	P	0	1	**2**	3	4	8	9
		C	0	1	2	3	4	**8**	9

　家の掃除，衣服の洗濯，家庭用器具の使用，食料の貯蔵，ゴミ捨てによる家事の管理．例えば，床を掃く，モップがけ，カウンターや壁などの表面の洗浄，家庭ゴミを集め捨てること．部屋やクロゼット，引き出しの整頓．衣服を集めたり，洗濯，乾燥，たたむこと，アイロンかけ，靴磨き．ほうきやブラシ，掃除機の使用．洗濯機，乾燥機，アイロンなどの使用によって，それを行うこと．
含まれるもの：衣服や衣類の洗濯と乾燥，台所の掃除と台所用具の洗浄，居住部分の掃除，家庭用器具の使用，日常必需品の貯蔵，ゴミ捨て．
除かれるもの：住居の入手(d610)，物品とサービスの入手(d620)，調理(d630)，家庭用品の管理(d650)，他者への援助(d660)．

情報源：
□病　歴　　☒患者質問紙　　□診　察　　□専門的検査

問題の記述：
P：RMQ において「背部痛のため家周りの重労働を避ける」，「家周りの通常の仕事を行わない」ことが示された．
C：情報なし．

図 22（次頁へ続く）

d760	家族関係	P	**0**	1	2	3	4	8	9
		C	0	1	2	3	4	**8**	9

血族や親類関係をつくり保つこと.例えば,核家族,拡大家族,里子をもつ家族,養子をもつ家族,義理の家族,またいとこや法的後見人のような更に遠い関係.
含まれるもの：子どもとの関係,親との関係,兄弟姉妹や親族との関係.

情報源：
☒病　歴　　□患者質問紙　　□診　察　　□専門的検査

問題の記述：
P：家族の機能に制限なし.
C：情報なし.

d845	仕事の獲得・維持・終了	P	0	1	2	3	4	8	**9**
		C	0	1	2	3	4	8	**9**

仕事を求めたり,見つけたり,選択すること.雇用されること,雇用を受け入れること.仕事,一般職,職業,専門職の継続と昇格.適切な方法で退職すること.
含まれるもの：職探し,履歴書と職務経歴書の準備,雇用主への連絡と面接の準備,仕事の継続,仕事の自己評価,退職の予告,退職すること.

情報源：
☒病　歴　　□患者質問紙　　□診　察　　□専門的検査

問題の記述：
P：—
C：—

d850	報酬を伴う仕事	P	0	1	2	**3**	4	8	9
		C	0	1	2	3	4	**8**	9

賃金を得て,被雇用者(常勤・非常勤を問わず)や自営業者として,職業,一般職,専門職,その他の雇用形態での労働に従事すること.例えば,職探し,就職,仕事上必要な課題の遂行,要求されている時間通りの仕事への従事,他の労働者を監督すること,監督されること,個人またはグループで必要な仕事の遂行.
含まれるもの：自営業,常勤や非常勤での雇用.

情報源：
☒病　歴　　□患者質問紙　　□診　察　　□専門的検査

問題の記述：
P：患者は仕事上必要な時間座っていることができない.
C：情報なし.

d859	その他の特定の,および詳細不明の,仕事と雇用	P	0	1	2	3	4	8	**9**
		C	0	1	2	3	4	8	**9**

情報源：
☒病　歴　　□患者質問紙　　□診　察　　□専門的検査

問題の記述：
P：—
C：—

図22(次頁へ続く)

環境因子 ＝人々が生活し，人生を送っている物的な環境や社会的環境，人々の社会的な態度による環境を構成する 個人が〜に関してどの程度の促進因子または阻害因子を経験しているか		完全な促進因子	高度の促進因子	中等度の促進因子	軽度の促進因子	阻害因子／促進因子なし	軽度の阻害因子	中等度の阻害因子	重度の阻害因子	完全な阻害因子	詳細不明	非該当
e110	個人消費用の製品や物質	**+4**	+3	+2	+1	0	1	2	3	4	8	9
	身体に取り入れるために採集されたり，加工されたり，製造されたりした，天然あるいは人工の物体や物質． **含まれるもの**：食品，薬． **情報源**： ☒病　歴　　□患者質問紙　　□診　察　　□専門的検査 **促進因子/阻害因子の記述**： 本人の状況に合わせた適切な投薬を受けている．												
e135	仕事用の製品と用具	+4	+3	+2	+1	0	1	**2**	3	4	8	9
	仕事上の活動を容易にするために用いる装置，製品，用具． **含まれるもの**：仕事用の一般的かつ支援的な製品と用具（福祉用具）． **情報源**： ☒病　歴　　□患者質問紙　　□診　察　　□専門的検査 **促進因子/阻害因子の記述**： 現在の仕事場の環境は，仕事時の座位に伴う疼痛に対し，人間工学的に最善ではない．												
e155	私用の建物の設計・建設用の製品と用具	+4	+3	**+2**	+1	0	1	2	3	4	8	9
	私的な利用のために計画・設計・建設された人工的な環境の建物内外を形作る製品と用具．改造や特別設計がなされたものを含む． **含まれるもの**：建物の出入り・建物内の設備・道順に関連する設計・建設用の製品と用具． **情報源**： ☒病　歴　　□患者質問紙　　□診　察　　□専門的検査 **促進因子/阻害因子の記述**： 仕事にかかわりない生活機能に関しては障害の自己申告なし．設備を含む現在の運動管理の側面は，一時的に症状を軽減すると報告されている．影響に関しての自己申告なし．												
e310	家　族	+4	+3	+2	+1	**0**	1	2	3	4	8	9
	血縁や婚姻，その他の文化的に家族と認知される関係にある人々．例えば，配偶者，パートナー，両親，兄弟姉妹，子，里親，養父母，祖父母． **除かれるもの**：親族（e315），対人サービス提供者（e340）． **情報源**： ☒病　歴　　□患者質問紙　　□診　察　　□専門的検査 **促進因子/阻害因子の記述**： 自己申告上，家族関係に関する生活機能への影響なし．												
e355	保健の専門職	**+4**	+3	+2	+1	0	1	2	3	4	8	9
	保健制度の枠内で働いている，さまざまなサービスの提供者．例えば，医師，看護師，理学療法士，作業療法士，言語聴覚士，義肢装具士，医療ソーシャルワーカー，その他の同様のサービス提供者． **除かれるもの**：その他の専門職（e360）． **情報源**： ☒病　歴　　□患者質問紙　　□診　察　　□専門的検査 **促進因子/阻害因子の記述**： 医師，看護師，理学療法士のサポートを受けている．												

図 22（次頁へ続く）

| e410 | 家族の態度 | +4 | +3 | +2 | +1 | 0 | 1 | 2 | 3 | 4 | **8** | 9 |

家族の成員が，本人（評価される人）やその他の事柄（例：社会的，政治的，経済的な問題）についてもつ，全般的あるいは特定の意見や信念で，個々の行動や行為に影響を及ぼすもの．

情報源：
☒病　歴　　□患者質問紙　　□診　察　　□専門的検査

促進因子/阻害因子の記述：
現状では特に評価されていない．

| e450 | 保健の専門職者の態度 | +4 | **+3** | +2 | +1 | 0 | 1 | 2 | 3 | 4 | 8 | 9 |

保健の専門職者が，本人（評価される人）やその他の事柄（例：社会的，政治的，経済的な問題）についてもつ，全般的なあるいは特定の意見や信念で，個々の行動や行為に影響を及ぼすもの．

情報源：
☒病　歴　　□患者質問紙　　□診　察　　□専門的検査

促進因子/阻害因子の記述：
理学療法開始前の改善の乏しい状況を生んだ現在の臨床管理の状況には満足していないが，医療専門職の態度は支援的であると感じている．

| e550 | 司法サービス・制度・政策 | +4 | +3 | +2 | +1 | **0** | 1 | 2 | 3 | 4 | 8 | 9 |

国の立法や法律に関連するサービス，制度，政策．

情報源：
☒病　歴　　□患者質問紙　　□診　察　　□専門的検査

促進因子/阻害因子の記述：
特に阻害因子あるいは促進因子になるものは同定されない．

| e570 | 社会保障サービス・制度・政策 | +4 | +3 | +2 | +1 | **0** | 1 | 2 | 3 | 4 | 8 | 9 |

所得補償を目的としたサービス，制度，プログラムであって，高齢や貧困，失業，健康状態，障害などの理由によって，一般税収あるいは拠出制度からの基金による公的な支援を必要とする人々に対するもの．
除かれるもの：経済に関するサービス・制度・政策（e565）．

情報源：
☒病　歴　　□患者質問紙　　□診　察　　□専門的検査

促進因子/阻害因子の記述：
特に阻害因子あるいは促進因子になるものは同定されない．

| e580 | 保健サービス・制度・政策 | **+4** | +3 | +2 | +1 | 0 | 1 | 2 | 3 | 4 | 8 | 9 |

健康上の問題の予防や治療，医学的リハビリテーションの提供，健康的なライフスタイルを促進することに関するサービス，制度，政策．
除かれるもの：一般的な社会的支援サービス・制度・政策（e575）．

情報源：
☒病　歴　　□患者質問紙　　□診　察　　□専門的検査

促進因子/阻害因子の記述：
治療費に関しては，自己負担や追加の負担なくすべて患者の健康保険から支払われている．

図 22　腰痛のための ICF コアセット（短縮版）をベースとした，ICF コアセットの記録用フォーム

［注］一般セットに属する ICF カテゴリーを濃い灰色の背景で示す．これはすべての記録用フォームに組み込まれている．
∞　腰痛のための ICF コアセット短縮版に含まれていない一般セットのカテゴリー
*　身体構造における構造障害の性質の評価：0＝構造に変化なし，1＝全欠損，2＝部分の欠損，3＝付加的な部分，4＝異常な大きさ，5＝不連続，6＝位置の変異，7＝構造上の質的変化，8＝詳細不明，9＝非該当
**　身体構造における部位の評価：0＝2 部位以上，1＝右，2＝左，3＝両側，4＝前面，5＝後面，6＝近位，7＝遠位，8＝詳細不明，9＝非該当

心身機能		機能障害					
		0	1	2	3	4	
b130	活力と欲動の機能						
b134	睡眠機能						
b152	情動機能						
b280	痛みの感覚						
b455	運動耐容能						
b710	関節の可動性の機能						
b715	関節の安定性の機能						
b730	筋力の機能						
b735	筋緊張の機能						
b740	筋の持久性機能						

身体構造		構造障害					
		0	1	2	3	4	
s120	脊髄と関連部位の構造						
s760	体幹の構造						
s770	運動に関連したその他の筋骨格構造						

活動と参加			困難					
			0	1	2	3	4	
d230∞	日課の遂行	P						
		C	8					
d240	ストレスとその他の心理的要求への対処	P						
		C	8					
d410	基本的な姿勢の変換	P						
		C						
d415	姿勢の保持	P						
		C						
d430	持ち上げることと運ぶこと	P						
		C	8					
d450	歩行	P						
		C						
d455∞	移動	P						
		C	8					
d530	排泄	P						
		C	8					
d540	更衣	P						
		C	8					
d640	調理以外の家事	P						
		C	8					
d760	家族関係	P						
		C	8					
d845	仕事の獲得・維持・終了	P	9					
		C	9					
d850	報酬を伴う仕事	P						
		C	8					
d859	その他の特定の,および詳細不明の,仕事と雇用	P	9					
		C	9					

図23(次頁へ続く)

環境因子		促進因子				阻害因子				
		+4	+3	+2	+1	0	1	2	3	4
e110	個人消費用の製品や物質			■						
e135	仕事用の製品と用具							■		
e155	私用の建物の設計・建設用の製品と用具			■						
e310	家　族		■							
e355	保健の専門職			■						
e410	家族の態度					8				
e450	保健の専門職者の態度				■					
e550	司法サービス・制度・政策					■				
e570	社会保障サービス・制度・政策					■				
e580	保健サービス・制度・政策			■						

図23　腰痛患者の生活機能プロフィール（短縮版）

[注] 心身機能，身体構造，活動と参加の評価：0＝問題なし，1＝軽度の問題，2＝中等度の問題，3＝重度の問題，4＝完全な問題．環境因子の評価：0＝阻害因子/促進因子なし，1＝軽度の阻害因子，2＝中等度の阻害因子，3＝重度の阻害因子，4＝完全な阻害因子，＋1＝軽度の促進因子，＋2＝中等度の促進因子，＋3＝高度の促進因子，＋4＝完全な促進因子，8＝詳細不明，9＝非該当
P＝実行状況，C＝能力
∞　腰痛のためのICFコアセット短縮版に含まれていない一般セットのカテゴリー

みによる可動域制限は仕事への参加の制限につながるという点で，患者の生活機能に大きな影響をもっているといえる．

　本使用症例において考慮すべきポイントは4つある．まず，病歴や医療記録からの詳細な臨床情報はしばしば独立した文書として存在するが，ICFコアセットに基づいた記録用フォームはこれらの情報を統合し，特定の情報の位置づけを使用者にとって容易にする．例を挙げると，本使用症例の最初の部分で示された病歴からある臨床情報を探す際に，使用者は病歴全体をチェックし，たとえば患者の投薬のリストを探さなければならない．一方，ICFコアセットの記録用フォームにおいてこの情報はICFカテゴリーの*e1101 薬剤*の欄で容易に見つけることができる．次に，本使用症例でいうと，理学療法の診察のみにかかわる専門的な情報などを含んだ臨床情報は，場合によっては詳細すぎるかもしれないという点である．これらの情報をICFコアセットの記録用フォームに変換するメリットは，それによって個別の情報を，ほかの医療専門職が理解できる形に統合することにある．3つ目は，使用者は必要であれば，関連するICFカテゴリーを包括ICFコアセット，あるいはICF全体から短縮ICFコアセットに追加することができることである．本使用症例では，腰痛のための包括ICFコアセットから*b620 排尿機能*，*b750 運動反射機能*，*d475 運転と操作*および*d920 レクリエーションとレジャー*が症例に関連があるものとして追加されている．

　最後に，患者の評価の際に診察した領域をICFカテゴリーにリンクさせるのは容易である一方，すでに存在する評価スケールをICF評価スケールに変換することは容易ではないかもしれないということである．たとえば，RMQはばらつきのある障害のレベルをどのように定義しているかが明確でなく，スケールというよりチェックリストとして存在している．まだ研究の進んでいない現状では，どのようにICF評価点へ変換するかは，その健康状態や使っている特定の評価

尺度に対する理学療法士の経験に依存しており，したがって，標準的なスケールのICF評価点への変換は必ずしも1対1の対応を意味していない．

本使用症例においては，腰痛患者に対してのICFコアセットの選択プロセスについて記述した．これによって，患者の生活機能における問題の全体像，および腰痛に起因する特異的な生活機能の問題をICFに基づいて記述することが可能となる．さらに，外来の理学療法の場面で典型的に取得される標準的な評価尺度，患者質問紙および診察から得られた情報をICFへ変換することが可能であった．すなわち，腰痛のためのICFコアセットに基づく様々な診察所見の組織化や検討は，カギとなる効果の評価基準を見極めることと同様に，最適な介入方法の選定，そして優先順位の決定のために有用であるといえる．

謝　辞

この章の一部は，American Physical Therapy Associationの好意と許可のもとで*Rundell SD, Davenport TE, Wagner TW*（2009）．Physical therapist management of acute and chronic low back pain using the World Health Organization's International Classification of Functioning, Disability, and Health. *Physical Therapy* 89（1）：82-90から引用，改変されている．

6 文 献

1. Ustun B, Chatterji S, Kostanjsek N. Comments from WHO for the Journal of Rehabilitation Medicine Special Supplement on ICF Core Sets. J Rehabil Med 2004;44S:7-8.
2. Stucki G, Ustun TB, Melvin J. Applying the ICF for the acute hospital and early post-acute rehabilitation facilities. Disabil Rehabil 2005;27:349-52.
3. Callahan D. The WHO definition of "health". Stud Hastings Cent 1973;1:77-88.
4. Stucki G, Cieza A, Melvin J. The International Classification of Functioning, Disability and Health(ICF): a unifying model for the conceptual description of the rehabilitation strategy. J Rehabil Med 2007;39:279-85.
5. Stucki G, Boonen A, Tugwell P, Cieza A, Boers M. The World Health Organisation International Classification of Functioning, Disability and Health: a conceptual model and interface for the OMERACT process. J Rheumatol 2007;34:600-66.
6. WHO. International Classification of Functioning, Disability and Health. Geneva: World Health Organization; 2001.
7. Madden R, Sykes C, Ustun B, World Health Organization Family of International Classifications: Definition, scope and purpose. Available at http://www.who.int/classifications/en/FamilyDocument2007.pdf.
8. WHO. International Statistical Classification of Diseases and Related Health Problems, Tenth Revision, Vols. 1-3. Geneva: World Health Organisation; 1992-1994.
9. Cieza A, Stucki G. New approaches to understanding the impact of musculoskeletal conditions. Best Pract Res Clin Rheumatol 2004;18:141-54.
10. Stucki G, Kostanjsek N, Ustun B, Cieza A. ICF-based classification and measurement of functioning. Eur J Phys Rehabil Med 2008;44:315-28.
11. Stucki G, Grimby G. Applying the ICF in medicine. J Rehabil Med 2004;44S:5-6.
12. Kostanjsek N, Rubinelli S, Escorpizo R, Cieza A, Kennedy C, Selb M, Stucki G, Ustun TB. Assessing the impact of health conditions using the ICF. Disabil Rehabil 2011;33:1475-82.
13. Stucki G, Cieza A, Ewert T, Kostanjsek N, Chatterji S, Ustun TB. Application of the International Classification of Functioning, Disability and Health(ICF) in clinical practice. Disabil Rehabil 2002;24:281-82.
14. Ewert T, Fuessl M, Cieza A, Andersen C, Chatterji S, Kostanjsek N, Stucki G. Identification of the most common patient problems in patients with chronic conditions using the ICF checklist. J Rehabil Med 2004;44S:22-9.
15. Weigl M, Cieza A, Andersen C, Kollerits B, Amann E, Stucki G. Identification of relevant ICF categories in patients with chronic health conditions: a Delphi exercise. J Rehabil Med 2004;44S:12-21.
16. Brockow T, Wohlfahrt K, Hillert A, Geyh S, Weigl M, Franke T, Resch KL, Cieza A. Identifying the concepts contained in outcome measures of clinical trials on depressive disorders using the International Classification of Functioning, Disability and Health as a reference. J Rehabil Med 2004;44S:49-55.
17. Brockow T, Duddeck K, Geyh S, Schwarzkopf S, Weigl M, Franke T, Brach M. Identifying the concepts contained in outcome measures of clinical trials on breast cancer using the International Classification of Functioning, Disability and Health as a reference. J Rehabil Med 2004;44S:43-8.
18. Brockow T, Cieza A, Kuhlow H, Sigl T, Franke T, Harder M, Stucki G. Identifying the concepts contained in outcome measures of clinical trials on musculoskeletal disorders and chronic widespread pain using the International Classification of Functioning, Disability and Health as a reference. J Rehabil Med 2004;44S:30-6.
19. Wolff B, Cieza A, Parentin A, Rauch A, Sigl T, Brockow T, Stucki A. Identifying the concepts contained in

outcome measures of clinical trials on four internal disorders using the International Classification of Functioning, Disability and Health as a reference. J Rehabil Med 2004;44S:37-42.
20. Geyh S, Kurt T, Brockow T, Cieza A, Ewert T, Omar Z, Resch KL. Identifying the concepts contained in outcome measures of clinical trials on stroke using the International Classification of Functioning, Disability and Health as a reference. J Rehabil Med 2004;44S:56-62.
21. Grill E, Stucki G. Criteria for validating comprehensive ICF Core Sets and developing brief ICF Core Set versions. J Rehabil Med 2011;43:87-91.
22. Kirchberger I, Coenen M, Hierl FX, Dieterle C, Seissler J, Stucki G, Cieza A. Validation of the International Classification of Functioning, Disability and Health(ICF) core set for diabetes mellitus from the patient perspective using focus groups. Diabet Med 2009;26:700-7.
23. Coenen M, Cieza A, Stamm TA, Amann E, Kollerits B, Stucki G. Validation of the International Classification of Functioning, Disability and Health(ICF) Core Set for rheumatoid arthritis from the patient perspective using focus groups. Arthritis Res Ther 2006;8(4):R84.
24. Stamm TA, Cieza A, Coenen M, Machold KP, Nell VP, Smolen JS, Stucki G. Validating the International Classification of Functioning, Disability and Health Comprehensive Core Set for Rheumatoid Arthritis from the patient perspective: a qualitative study. Arthritis Rheum 2005;53:431-9.
25. Cieza A, Ewert T, Ustun TB, Chatterji S, Kostanjsek N, Stucki G. Development of ICF Core Sets for patients with chronic conditions. J Rehabil Med 2004;44S:9-11.
26. ICF Research Branch. Available at www.icf-research-branch.org/icf-core-sets-projects.html. Last accessed July 2011
27. Ewert T, Grill E, Bartholomeyczik S, Finger M, Mokrusch T, Kostanjsek N, Stucki G. ICF Core Set for patients with neurological conditions in the acute hospital. Disabil Rehabil 2005;27:367-73.
28. Grill E, Ewert T, Chatterji S, Kostanjsek N, Stucki G. ICF Core Sets development for the acute hospital and early post-acute rehabilitation facilities. Disabil Rehabil 2005;27:361-66.
29. Stier-Jarmer M, Grill E, Ewert T, Bartholomeyczik S, Finger M, Mokrusch T, Kostanjsek N, Stucki G. ICF Core Set for patients with neurological conditions in early post-acute rehabilitation facilities. Disabil Rehabil 2005;27:389-95.
30. Coenen M, Cieza A, Freeman J, Khan F, Miller D, Weise A, Kesselring J. The development of ICF Core Sets for multiple sclerosis: results of the International Consensus Conference. J Neurol 2011;258(8):1477-88.
31. Geyh S, Cieza A, Schouten J, Dickson H, Frommelt P, Omar Z, Kostanjsek N, Ring H, Stucki G. ICF Core Sets for stroke. J Rehabil Med 2004:135-41.
32. Bernabeu M, Laxe S, Lopez R, Stucki G, Ward A, Barnes M, Kostanjsek N, Reed G, Tate R, Whyte J, Zasler N, Cieza A. Developing core sets for persons with traumatic brain injury based on the International Classification of Functioning, Disability and Health. Neurorehabil Neural Repair 2009;23:464-67.
33. Kirchberger I, Cieza A, Biering-Sorensen F, Baumberger M, Charlifue S, Post MW, Campbell R, Kovindha A, Ring H, Sinnott A, Kostanjsek N, Stucki G. ICF Core Sets for individuals with spinal cord injury in the early post-acute context. Spinal Cord 2010;48:297-304.
34. Cieza A, Kirchberger I, Biering-Sorensen F, Baumberger M, Charlifue S, Post MW, Campbell R, Kovindha A, Ring H, Sinnott A, Kostanjsek N, Stucki G. ICF Core Sets for individuals with spinal cord injury in the long-term context. Spinal Cord 2010;48:305-12.
35. Boldt C, Grill E, Wildner M, Portenier L, Wilke S, Stucki G, Kostanjsek N, Quittan M. ICF Core Set for patients with cardiopulmonary conditions in the acute hospital. Disabil Rehabil 2005;27:375-80.
36. Wildner M, Quittan M, Portenier L, Wilke S, Boldt C, Stucki G, Kostanjsek N, Grill E. ICF Core Set for patients with cardiopulmonary conditions in early post-acute rehabilitation facilities. Disabil Rehabil 2005;27:397-404.
37. Cieza A, Stucki A, Geyh S, Berteanu M, Quittan M, Simon A, Kostanjsek N, Stucki G, Walsh N. ICF Core Sets for chronic ischaemic heart disease. J Rehabil Med 2004;44S:94-9.
38. Ruof J, Cieza A, Wolff B, Angst F, Ergeletzis D, Omar Z, Kostanjsek N, Stucki G. ICF Core Sets for diabetes

mellitus. J Rehabil Med 2004;44S:100-6.
39. Stucki A, Daansen P, Fuessl M, Cieza A, Huber E, Atkinson R, Kostanjsek N, Stucki G, Ruof J. ICF Core Sets for obesity. J Rehabil Med 2004;44S:107-13.
40. Stucki A, Stoll T, Cieza A, Weigl M, Giardini A, Wever D, Kostanjsek N, Stucki G. ICF Core Sets for obstructive pulmonary diseases. J Rehabil Med 2004;44S:114-20.
41. Stoll T, Brach M, Huber EO, Scheuringer M, Schwarzkopf SR, Konstanjsek N, Stucki G. ICF Core Set for patients with musculoskeletal conditions in the acute hospital. Disabil Rehabil 2005;27:381-7.
42. Scheuringer M, Stucki G, Huber EO, Brach M, Schwarzkopf SR, Kostanjsek N, Stoll T. ICF Core Set for patients with musculoskeletal conditions in early post-acute rehabilitation facilities. Disabil Rehabil 2005;27:405-10.
43. Boonen A, Braun J, van der Horst Bruinsma IE, Huang F, Maksymowych W, Kostanjsek N, Cieza A, Stucki G, van der Heijde D. ASAS/WHO ICF Core Sets for ankylosing spondylitis(AS): how to classify the impact of AS on functioning and health. Ann Rheum Dis 2010;69:102-7.
44. Cieza A, Stucki G, Weigl M, Kullmann L, Stoll T, Kamen L, Kostanjsek N, Walsh N. ICF Core Sets for chronic widespread pain. J Rehabil Med 2004;44S:63-8.
45. Cieza A, Stucki G, Weigl M, Disler P, Jackel W, van der Linden S, Kostanjsek N, de Bie R. ICF Core Sets for low back pain. J Rehabil Med 2004;44S:69-74.
46. Dreinhofer K, Stucki G, Ewert T, Huber E, Ebenbichler G, Gutenbrunner C, Kostanjsek N, Cieza A. ICF Core Sets for osteoarthritis. J Rehabil Med 2004;44S:75-80.
47. Cieza A, Schwarzkopf S, Sigl T, Stucki G, Melvin J, Stoll T, Woolf A, Kostanjsek N, Walsh N. ICF Core Sets for osteoporosis. J Rehabil Med 2004;44S:81-6.
48. Stucki G, Cieza A, Geyh S, Battistella L, Lloyd J, Symmons D, Kostanjsek N, Schouten J. ICF Core Sets for rheumatoid arthritis. J Rehabil Med 2004;44S:87-93.
49. Grill E, Zochling J, Stucki G, Mittrach R, Scheuringer M, Liman W, Kostanjsek N, Braun J. International Classification of Functioning, Disability and Health(ICF) Core Set for patients with acute arthritis. Clin Exp Rheumatol 2007;25:252-58.
50. Grill E, Hermes R, Swoboda W, Uzarewicz C, Kostanjsek N, Stucki G. ICF Core Set for geriatric patients in early post-acute rehabilitation facilities. Disabil Rehabil 2005;27:411-17.
51. Vieta E, Cieza A, Stucki G, Chatterji S, Nieto M, Sanchez-Moreno J, Jaeger J, Grunze H, Ayuso-Mateos JL. Developing core sets for persons with bipolar disorder based on the International Classification of Functioning, Disability and Health. Bipolar Disord 2007;9:16-24.
52. Cieza A, Chatterji S, Andersen C, Cantista P, Herceg M, Melvin J, Stucki G, de Bie R. ICF Core Sets for depression. J Rehabil Med 2004;44S:128-34.
53. Brach M, Cieza A, Stucki G, Fussl M, Cole A, Ellerin B, Fialka-Moser V, Kostanjsek N, Melvin J. ICF Core Sets for breast cancer. J Rehabil Med 2004;44S:121-27.
54. Tschiesner U, Rogers S, Dietz A, Yueh B, Cieza A. Development of ICF core sets for head and neck cancer. Head Neck 2010;32:210-20.
55. Rudolf KD, Kus S, Chung KC, Johnston M, LeBlanc M, Cieza A. Development of the International Classification of Functioning, Disability and Health Core Sets for hand conditions: results of the World Health Organization international consensus process. Disabil & Rehabil 2012;34(8):681-93.
56. Peyrin-Biroulet L, Cieza A, Sandborn WJ, Kostanjsek N, Kamm MA, Hibi T, Lemann M, Stucki G, Colombel JF. Disability in inflammatory bowel diseases: developing ICF Core Sets for patients with inflammatory bowel diseases based on the International Classification of Functioning, Disability and Health. Inflamm Bowel Dis 2010;16:15-22.
57. Gradinger F, Cieza A, Stucki A, Michel F, Bentley A, Oksenberg A, Rogers AE, Stucki G, Partinen M. Part 1. International Classification of Functioning, Disability and Health(ICF) Core Sets for persons with sleep disorders: results of the consensus process integrating evidence from preparatory studies. Sleep Med 2011;12:92-6.
58. Finger ME, Escorpizo R, Glässel A, Gmünder HP, Lückenkemper M, Chan C, Fritz J, Studer U, Ekholm J,

Kostanjsek N, Stucki G, Cieza A. ICF Core Set for vocational rehabilitation: results of an international consensus conference. Disabil Rehabil 2012;34(5):429-38.
59. Grill E, Quittan M, Fialka-Moser V, Muller M, Strobl R, Kostanjsek N, Stucki G. Brief ICF Core Sets for the acute hospital. J Rehabil Med 2011;43:123-30.
60. Escorpizo R, Ekholm J, Gmunder HP, Cieza A, Kostanjsek N, Stucki G. Developing a Core Set to describe functioning in vocational rehabilitation using the International Classification of Functioning, Disability and Health(ICF). J Occup Rehabil 2010;20:502-11.
61. Cieza A, Geyh S, Chatterji S, Kostanjsek N, Ustun BT, Stucki G. Identification of candidate categories of the International Classification of Functioning Disability and Health(ICF) for a Generic ICF Core Set based on regression modelling. BMC Med Res Methodol 2006;6:36.
62. Ware JE, Jr., Sherbourne CD. The MOS 36-item short-form health survey(SF-36). I. Conceptual framework and item selection. Med Care 1992;30:473-483.
63. Hudak PL, Amadio PC, Bombardier C. Development of an upper extremity outcome measure: the DASH(disabilities of the arm, shoulder and hand) [corrected]. The Upper Extremity Collaborative Group(UECG). Am J Ind Med 1996;29:602-608.
64. Regensteiner JG, Steiner JF, Panzer RJ, Hiatt WR. Evaluation of walking impairment by questionnaire in patiens with peripheral arterial disease. J Vasc Med Biol 1990;2:142-52.65. Fairbank JC, Pynsent PB. The Oswestry Disability Index. Spine 2000;25:2940-52; discussion 52.
65. Fairbank JC, Pynsent PB. The Oswestry Disability Index. Spine(Phila Pa 1976)2000;25:2940-52; discussion 52.
66. Bellamy N, Buchanan WW, Goldsmith CH, Campbell J, Stitt LW. Validation study of WOMAC: a health status instrument for measuring clinically important patient relevant outcomes to antirheumatic drug therapy in patients with osteoarthritis of the hip or knee. J Rheumatol 1988;15:1833-40.
67. Beck AT, Ward CH, Mendelson M, Mock J, Erbaugh J. An inventory for measuring depression. Arch Gen Psychiatry 1961;4:561-71.
68. Folstein MF, Folstein SE, McHugh PR. "Mini-mental state". A practical method for grading the cognitive state of patients for the clinician. J Psychiatr Res 1975;12: 189-98.
69. Mahoney FI, Barthel DW. Functional evaluation: The Barthel Index. Md State Med J 1965;14:61-5.
70. Collen FM, Wade DT, Robb GF, Bradshaw CM. The Rivermead Mobility Index: a further development of the Rivermead Motor Assessment. Int Disabil Stud 1991;13:50-4.
71. Cieza A, Brockow T, Ewert T, Amman E, Kollerits B, Chatterji S, Ustun TB, Stucki G. Linking health-status measurements to the international classification of functioning, disability and health. J Rehabil Med 2002;34:205-10.
72. Cieza A, Geyh S, Chatterji S, Kostanjsek N, Ustun B, Stucki G. ICF linking rules: an update based on lessons learned. J Rehabil Med 2005;37:212-8.
73. Meyer T, Gutenbrunner C, Bickenbach J, Cieza A, Melvin J, Stucki G. Towards a conceptual description of rehabilitation as a health strategy. J Rehabil Med 2011;43:765-9.
74. Muller M, Grill E, Stier-Jarmer M, Strobl R, Gutenbrunner C, Fialka-Moser V, Stucki G. Validation of the comprehensive ICF Core Sets for patients receiving rehabilitation interventions in the acute care setting. J Rehabil Med 2011;43:92-101.
75. Stucki G, Stier-Jarmer M, Grill E, Melvin J. Rationale and principles of early rehabilitation care after an acute injury or illness. Disabil Rehabil 2005;27:353-9.
76. Kirshblum SC, Priebe MM, Ho CH, Scelza WM, Chiodo AE, Wuermser LA. Spinal cord injury medicine. 3. Rehabilitation phase after acute spinal cord injury. Arch Phys Med Rehabil 2007;88:S62-70.
77. Biering-Sorensen F, Scheuringer M, Baumberger M, Charlifue SW, Post MW, Montero F, Kostanjsek N, Stucki G. Developing core sets for persons with spinal cord injuries based on the International Classification of Functioning, Disability and Health as a way to specify functioning. Spinal Cord 2006;44:541-6.
78. Kurtzke JF. Rating neurologic impairment in multiple sclerosis: an expanded disability status scale(EDSS).

Neurology 1983;33:1444-52.
79. Antonovsky A. Unraveling the mystery of health: How people manage stress and stay well. San Francisco: Jossey-Bass Publishers; 1987.
80. Antonovsky A. The salutogentic model as a theory to guide health promotion. Health Promot Int 1996;11:8.
81. U.S. Department of Labor EaTA. Dictionary of occupational titles. 4th ed. Washington, DC: U.S. Government Printing Office; 1991.
82. Escorpizo R, Reneman MF, Ekholm J, Fritz J, Krupa T, Marnetoft SU, Maroun CE, Guzman JR, Suzuki Y, Stucki G, Chan CC. A conceptual definition of vocational rehabilitation based on the ICF: building a shared global model. J Occup Rehabil 2011;21:126-33.
83. Jonsdottir J, Rainero G, Racca V, Glassel A, Cieza A. Functioning and disability in persons with low back pain. Disabil Rehabil 2010;32 Suppl 1:S78-84.
84. Grotle M, Brox JI, Vollestad NK. Concurrent comparison of responsiveness in pain and functional status measurements used for patients with low back pain. Spine 2004;29:E492-501.
85. Lauridsen HH, Hartvigsen J, Manniche C, Korsholm L, Grunnet-Nilsson N. Responsiveness and minimal clinically important difference for pain and disability instruments in low back pain patients. BMC musculoskeletal disorders 2006;7:82.
86. Roland M, Morris R. A study of the natural history of back pain. Part I: development of a reliable and sensitive measure of disability in low-back pain. Spine 1983;8:141-144.
87. Waddell G, Newton M, Henderson I, Somerville D, Main CJ. A Fear-Avoidance Beliefs Questionnaire (FABQ) and the role of fear-avoidance beliefs in chronic low back pain and disability. Pain 1993;52:157-168.
88. Yamada KA, Lewthwaite R, Popovich JM, Beneck GJ, Kulig K. The Low Back Activity Confidence Scale (LoBACS): preliminary validity and reliability. Phys Ther 2011;91(11):1592-1603.
89. Deyo RA, Mirza SK, Martin BI. Back pain prevalence and visit rates: estimates from U.S. national surveys, 2002. Spine 2006;31:2724-7.
90. Hashemi L, Webster BS, Clancy EA, Volinn E. Length of disability and cost of workers' compensation low back pain claims. J of Occup Environ Med 1997;39:937-45.
91. Loney PL, Stratford PW. The prevalence of low back pain in adults: a methodological review of the literature. Phys Ther 1999;79:384-96.
92. Walker BF, Muller R, Grant WD. Low back pain in Australian adults: health provider utilization and care seeking. J of Manipulative Physiol Ther 2004;27:327-35.
93. Walker BF, Muller R, Grant WD. Low back pain in Australian adults: prevalence and associated disability. J of Manipulative Physiol Ther 2004;27:238-44.
94. Jette AM, Smith K, Haley SM, Davis KD. Physical therapy episodes of care for patients with low back pain. Phys Ther 1994;74:101-110; discussion 10-5.
95. Hilfiker R, Obrist S, Christen G, Lorenz T, Cieza A. The use of the comprehensive International Classification of Functioning, Disability and Health Core Set for low back pain in clinical practice: a reliability study. Physiother Res Int 2009;14:147-166.
96. Bautz-Holter E, Sveen U, Cieza A, Geyh S, Roe C. Does the International Classification of Functioning, Disability and Health (ICF) core set for low back pain cover the patients' problems? A cross-sectional content-validity study with a Norwegian population. Eur J Phys Rehabil Med 2008;44:387-97.
97. Rundell SD, Davenport TE. Patient education based on principles of cognitive behavioral therapy for a patient with persistent low back pain: a case report. J Orthop Sports Phys Ther 2010;40:494-501.
98. Rundell SD, Davenport TE, Wagner T. Physical therapist management of acute and chronic low back pain using the World Health Organization's International Classification of Functioning, Disability and Health. Phys Ther 2009;89:82-90.
99. Stier-Jarmer M, Cieza A, Borchers M, Stucki G. How to apply the ICF and ICF core sets for low back pain. Clin J Pain 2009;25:29-38.

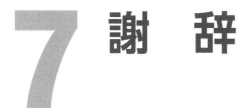

7 謝　辞

Collaborating organizations
World Health Organization (WHO)
International Society of Physical and Rehabilitation Medicine (ISPRM)
World Confederation for Physical Therapy (WCPT)
World Federation of Occupational Therapists (WFOT)
International Society of Prosthetics and Orthotics (ISPO)

Supporting organizations
Abbott Laboratories
Bone and Joint Decade
Center for Obesity, Osteoporosis and Metabolism, Clinic Hirslanden, Switzerland
Deutsche Krebshilfe e.V.
European League against Rheumatism (EULAR)
EU Health Monitor Project Group
French association INTEST-INFO
Gemeinnützige Hertie-Stiftung
German Ministry of Education and Research
German Ministry of Health and Social Security (BMGS)
German Social Accident Insurance (DGUV)
Instituto Carlos III
Institut Guttmann Foundation
German Institution for Statutory Accident Insurance and Prevention in Health and Welfare Services (BGW)
International Labour Organization (ILO)
International Program to develop New Indexes in Crohn's disease (IPNIC)
International Society of Physical and Rehabilitation Medicine (ISPRM)
Ludwig-Maximilians University Munich
LMU innovative project Münchner Zentrum für Gesundheitswissenschaften
Marie Curie Actions of the 6th European Framework Programme MURINET
Nordic Audiological Society (NAS)
OMERACT
Oticon Foundation
Rehaklinik Bellikon (Switzerland)
Schön Clinics (Germany)
SpondyloArthritis international Society (ASAS)

Suva (Swiss Accident Insurance)
Swiss Narcolepsy Society
Swiss Restless Legs Self-Help Group
Swiss Paraplegic Foundation (SPF)
World Confederation for Physical Therapy (WCPT)
World Federation of Occupational Therapists (WFOT)
Zurzach Foundation

Individual participants in the development process of ICF Core Sets

Argentina
Fernando Javier Cáceres
Daniel P. Cardinali
María Josefina Etchevers
Gerardo Rodriguez
Alicia Maria Sambuelli
Carolina Schiappacasse
Gustavo Héctor Vázquez

Armenia
Davit Abrahamyan

Australia
Geoff Abbott
Sharon Barlow
Sian Barry
Lori Beck
Nick Bellamy
Cathy Beveridge
Bernie Bohacik
Carmel Boylan
Douglas Brown
Rhonda Brown
Ann Buchan
Andrea Bucher
Melissa Ceeley
Angela Chu
Andrew Cole
Tanya Cole
Noelene Cooper
Anita Clerke
Craig Crawley
Carol Crocker

Susan Darzins
Leigh Davies
Hugh Dickson
Michael Dillon
Peter Disler
Patricia Dorsett
Diana Dorstyn
Craig Drury
Susan Dunne
Yvonne Fellner
Patricia Fronek
Maria Ftanou
Gary Fulcher
Libby Gibson
Francis Gilfedder
Nicole Grant
Joanne Graves
Stephanie Hammersley
Louise Hatter
Louise Hickson
Phu Hoang
Stephen Hoey
Mark Jones
Amy Keogh
Fary Khan
Friedbert Kohler
Ian Lawrence
Rupert Leong
Wendy Longley
Kay Maddison
Jill Mahar
Laura Martin
Juan-Carlos Martinez

Patricia McAlpine
James McLoughlin
Maria Mercuri
Judith Merritt
Antonina Mikocka-Walus
Libby Morris
Andrew Myers
Robert Newton
Megan Nutt
Jo O'Bree
Lee O'Connell
Tamara Ownsworth
Marilyn Pattison
Garry Pearce
Kiley Pershouse
Loreto Pinnuck
Delaune Pollard
Jennie Ponsford
Emma Power
Patricia Rebello
Joanne Reid
Gail Richmond
Joo Li Robertson
Doug Samuel
Kanit Sananpanich
Sue Shapland
Eva Schonstein
Grahame Simpson
Louise Slater
Caroline Stevens
Margot Strelan
Rodney Sturt
Marilyn Sylvester

Robyn Tate
Anna Tynan
Marina Wallace
Judy Wollin
Linda Worrall
David Worth
Jim Xu

Austria
Edda Amann
Bettina Bauerfeind
Kathrin Ecker
Veronika Fialka-Moser
Susanne Glatzl
Malvina Herceg
Birgit Högl
Karl Knahr
Barbara Kollerits
Martin Krismer
Gabriele Moser
Martin Nuhr
Michael Quittan
Tatjana Paternostro
Christine Prager
Elisabeth Preisinger
Othmar Schuhfried
Attila Simon
Tanja Stamm
Marcus Steinpichler
Johanna Strubreiter
Gerda Vacariu

Bahamas
Ratish Karna

Bangladesh
Ehsunul Ambia
Monjurul Habib
Fazlul Hoque

Barbados
Roslyn Caryl Pearson

Belgium
Raymond Cluydts
Martine de Vos
Gael Delrue
Peter Feys
Denis Franchimont
Frank Goditiabois
Marina Govaerts
Claire Jodogne
Hélène Mathy
Sandra Nuyts
Hilde Verhauwen
Rina Verdoodt
Jan Vermorken
Eric Weerts
Ruth Wittoek

Bolivia
Gonzalo Guillermo Ortuño
 Ibañez

Botswana
Tlhaloganyo Mbalambi

Brazil
Pola Araujo
Linamara Battistella
Lia Rita Azeredo Bittencourt
Arlete de Camargo
Renata Carvallo
Julia Maria D'Andréa Greve
Julio Maria Fonseca Cheb
Ruy Laurenti
Linda Faye Lehman
Ana Cristina Mancussi e Faro
Carla Gentile Matas
Rose Meire A. Pontes
Marcelo Riberto
Ieda Russo
Eliane Schochat
Alessandra Sousa
Sergio Tufik
Latife Yazigil

Bulgaria
Johanna Jacobson-Petrov

Cambodia
Ka Sunbaunat

Canada
Lindsay Alford
Cate Archibald
Cathy-Lee Benbow
Lise Bouthillier
Denize Brewster-Mellett
Trudy Campbell
Celine Cantin
Kathleen Carr
Frances Chung
Andrea Clark
Susan Conner
Kimberly Cote
Catherine Coulthard
Cathy Croteau
Aileen Davis
Julie Dufresne
Catherine Edgar
Nora Fayed
John Fisk
Susan Forwell
Jean-Pierre Gagné
Isabelle Gagnon
Subhas Ganguli
Michelle Gibbens
Lesley Graff
Anita Gross
Douglas Gross
Linda Gruson
Joan Heard
Janice Hon
Nerissa S Hydal
Branka Jelcic
Mary Beth Jennings
Ania Kania
Michael Kay
Robyn Keon
Marcelo Kremenchutzky

Terry Krupa
Steve Kuyltjes
Andréa Labrecque
Janice Lake
Peter Liao
Caroline Lupien
Rita Mabrucco
Joy MacDermid
Christy Macfie
Amanda Makaryk
Walter Maksymowych
Cathy Mallon
Henry Moller
Mireille Najm
Brenda O'Connor
Jana Popliger-Sinclair
Sophie Provost
Edgar Ramos Vieira
Patricia Rawsthorne
Jennifer Rodgers
Dessa Sadovnick
Fred Saibil
Margaret A. Schneider
Karen Schultz
Mary Sluggett
Michael Sullivan
Joanne Sulman
Andrea Townsend
Judith Thompson
Renata Vaughan
Michelle Wakelin
Elliott Weiss
Shannon Wilkinson

Chile
Pedro Chana
Ricardo Eckart

People's Republic of China
Wei Guorong
Fang Han
Feng Huang
Jianan Li
Patrick Li

Karen Yu Ling Lo-Hui
Jin Bo Tang
Heng Wang
Bing Xia
Xionan Zhou

Colombia
Karim Alvis
Jairo Fernando Gomez
Hernando Laverde-Gutierrez
Julietta Rodriguez-Guzman
Rafaël Valle-Oñate

Croatia
Marko Banic
Vida Demarin

Cuba
Jose A. Cabrera-Gomez
Karina Maria Romero Garcia

Czech Republic
Jana Dusankova
Sona Nevsimalova
Vladimíra Vacková

Denmark
Fin Biering-Sørensen
Tora Dahl
Ulrik Dalgas
Alex de Vries
Anne Dyreborg
Jeanne Hansen
Klaus Krogh
Katja Hagemann Nielsen
Niels Henrik Hjollund
Carina Løvholt Nielsen
Bente Østerberg
Tom Skyhøj Olsen
Björn Sperling
Janni Sleimann Steen

Dominican Republic
Hector Herrand

Marcos Nunez

Egypt
Nirmeen Adel Kishk
Mohamed Farid
Sherif Hamdy
Saher Hashem
Hatem Samir

El Salvador
Carlos Diaz

Estonia
Kombaté Damelan
Heigo Maamägi
Tiina Tammik
Liina Vahter
Inga Zopp

Finland
Leena Alajoki-Nyholm
Hannu Alaranta
Eppu Hokkinen
Tarja Huilla
Sirkka Kolehmainen
Sanna Koskinen
Markku Partinen
Tuula Pirttilä
Eeva-Maija Saaranto
Katarina Stigzelius
Heli Tiainen
Liisa-Maija Verainen
Jos Verbeek
Eeva-Liisa Warinowski

France
Djamel Bensmail
Jean-Frédéric Colombel
Frederic Courtois
Alain Delarque
Liana Euller-Ziegler
Damien Leger
Marc Lémann
Charles Manise

Géraldine Meulin
Alain Muzet
Isabella Nion-Larmurier
Suzanna Ostrec
Benjamin Pariente
Laurent Peyrin-Biroulet
Fabienne Péretz
Aurélie Raust
Florence Salaun
Dan Teculescu

Germany
Ulrike Achleitner
Olaf Adam
Rieke Alten
Christina Andersen
Birgit Basedow-Rajwich
Sebastian Baumann
Sven Becker
Kirsten Becker-Bikowski
Marc Bendach
Alexander Berghaus
Michael Berliner
Stephanie Berno
Antje Beyer
Stephanie Blank
Christine Boldt
Viktor Bonkowski
Tanja Bossmann
Michael Borchers
Jan Brandt
Jürgen Braun
Michaela Braxenthaler
Elke Breitenfeldt
Annette Brink
Thomas Brockow
Petra Brückner
Anne-Katrin Brust
Monika Bullinger
Barbara Busch
Sebastian Canisius
Alarcos Cieza
Michaela Coenen
Paul Cumming

Sergio Crescenti
Trischa Davies-Knorr
Guido Deckstein
Caroline Dereskewitz
Oskar Diener
Andreas Dietz
Karsten Dreinhöfer
Katharina Duddeck
Claudia Dumberger
Andreas Eisenschenk
Jutta Ernst
Thomas Ewert
Hermann Faller
Peter Flachenecker
Karin Forberger
Thomas Franke
Kolja Freier
Wolfgang Fries
Peter Frommelt
Michaela Fuessl
Heinrich Gall
Volkmar Gärtner
Alicia Garza
Catherine Glockner
Eva Grill
Holger Grötzbach
Mathias Grünke
Christoph Gutenbrunner
Andrea Haas
Thomas Harbich
Michael Harder
Ulrich Harreus
Martin Härter
Claudia Hauser
Winfried Häuser
Hilldrun Haibel
Ulrich Hegerl
Rayk Heidbrink
Elke Heinemann
Jörg Heitmann
Thomas Henze
Rudolf Hermes
Ulrich Hildebrant
Andreas Hillert

Christof Hofele
Brigitte Hüllemann
Joseph Ilmberger
Michael Isfort
Wilfried H. Jäckel
Susanne Joisten
Britta Jürgens
Waltraud Kemper
Anne Kenkenberg
Inge Kirchberger
Gernot Klein
Laura Kloc
Stefan Koch
Uwe Koch
Margot Knobel
Hans J. Knorr
Eberhard König
Nicolaus König
Hannelore Kremser-Rüssel
Birgit Kroener-Herwig
Heide Kuhlow
Jochen Kunert
Axel Kunz
Thomas Kurt
Sandra Kus
Sandra Landa
Daniel Langer
Andreas Leib
Klaus Leistner
Werner Liman
Heribert Limm
Elisabeth Linseisen
Joachim Mallinger
Gerson Mast
René Mittrach
Christian Müller
Gertrud Müller
Ines Müller
Martin Müller
Silvia Müller
Ulrike Müller
Andreas Nachtmann
Silvia Neubert
Dennis Nowak

Ralf Nyszkiewicz
Sara Mai Nyguen
Cornelia Oberhauser
Silvia Ostermeier
Antonius Papadimitrakis
Angelika Parentin
Johanna Patika
Andrea Pfingsten
Werner Plinske
Claudia Pott
Anneli Präfke
Gabriele Probst-Eder
Alexander Pröbstl
Philip Quinones
Cornelia Raab
Michael Radoschewski
Alexandra Rauch
Susanne Rauh
Ulrike Ravens-Sieberer
Herman Reigber
Ute Repschläger
Karl-Ludwig Resch
Andreas Römer
Jens Roßmüller
Klaus-Dieter Rudolf
Jörg Ruof
Carla Sabariego
Narine Sahakyan
Kai-Uwe Saum
Hans-Eberhard Schaller
Monika Scheuringer
Stefan Schewe
Hans-Martin Schian
Peter Schöps
Michael Schopen
Maria Schröer
Kerstin Schröter Frey
Gisela Schundau
Wilfried Schupp
Agnes Schuster
Martina Schwab
Sybille Schwarz
Susanne R. Schwarzkopf
Almut Sellschopp

Egbert Seidel
Vanessa Siedek
Not-Rupprecht Siegel
Tanja Sigl
Holger Süß
Annette Stach
Michael Steen
Katharina Stegmüller
Jochen Stelzer
Klaus Stelter
Marita Stier-Jarmer
Irma Stierle
Ralf Strobl
Anette Stolle
Walter Swoboda
Alfred Thilmann
Anne Toenissen
Christine Treitler
Lutz Trowitzsch
Uta Tschiesner
Charlotte Uzarewicz
Sebastian Voigt-Radloff
Sara Wadle
Andreas Wagner
Monika Walchner-Bonjean
Claus Wallesch
Stefan Watzke
Martin Weigl
Frank Werdin
Maryam Wickert
Mathias Wiezoreck
Manfred Wildner
Sabine Wilke
Kai Wingert
Andreas Winkelmann
Markus Wirz
Kathrin Wohlfahrt
Birgit Wolff
Bernt Wünschman
Susanne Zaisserer
Jane Zochling

Greece
Chrysa Chrysovitsanou

Dimitrios Ergeletzis
Patricia Georgakarakou
Zacharoula Mannolidou
Ilias Papathanasiou
Antonios Rombos

Hong Kong
Chetwyn Chan
Sam S Chan
Judith Anne Gould
Wing-yuk Ip
Külli Kaskla
Gladys Leung
Leonard Li
Bradley McPherson
Raymond Tsang
Yun Kwok Wing

Hungary
Geza Balint
Georgina Ilosvai
Lajos Kullmann

Iceland
Elin Ebba Ásmundsdóttir
Valerie Harris
Marga Thome

India
Vineet Ahuja
Pankaj Bajpai
Vijay Batra
Manvir Bhatia
HS Chabra
Abhijit Chandra
Sheela Chitnis
Roopkumar Gursahani
Gita Handa
Suhel Hasan
Sudhir Jha
George Joseph
Moushami Kadkol
Rakesh Kocchar
Abha Kothari

Arun Maiya
Man Mohan Mehndiratta
Sunil Narayan
Bettian Palanisamy
Lekha Pandit
Lilly Farhat Parveen
Vaithiamanithi Perumal
R. Rangasayee
Sumita Rege
Shovan Saha
Preeti Sahota
Alok Sarin
Upinderpal Singh
Ajit Sood
Abhishek Srivastava
Priya Tawde
Lalita Thambi
Sreedhar Thuppal
Noshir Hormusji Wadia
Shiv L. Yadav

Indonesia
Johanes Hardjono

Iran
Noosha Afshinjah
Parisa Ayatollahi
Akram Azad
Mohammad Emami
Malahat Fahimi
Hamid Kamarzarin
Maryam Malekpour
Shahin Merat
Shahriar Nafissi
Mehdi Rassafiani
Noorizadeh Shohreh
Hamd Tavakkoli
Hossein Zabihian

Ireland
Gomathy Ananthan
Yvonne Bailey
Katie Hourigan
Alice McCan

Walter McNicholas
Elaine Neary
Colm Omorain
Julie Regan
John Wells

Israel
Vadim Bluvstein
Eli Carmeli
Yehuda Chowers
Sara Galek
Ofer Keren
Shulamith Kreitler
Ariel Miller
Sandra Neuman
Arie Oksenberg
Haim Ring
Itzhak Siev-Ner
Nachum Soroker
Oded Zmora
Gabi Zeilig
Manuel Zwecker

Italy
Beatrice Aiachini
Ana Álvarez
Paolo Bambrilla
Giacomo Bazzini
Chiara Bertolini
Shaula Bocenti
Oliviero Bruni
Filippo Cavallaro
Marco Cimmino
Gionata Florino
Anna Giardini
Francesca Gimigliano
Alessandro Giustini
Matilde Leonardi
Roberta Litta
Maria Carmen Lonati
Oreste Marrone
Fabiana Marinelli
Gloria Mazzali
Paolo Moretti

Roberta Motta
Giuseppe Palumbo
Piero Porcelli
Caterina Pistarini
Camilla Pisoni
Stefania Pozzi
Silvia Rosso
Marco Songini
Dario Sorrentino
Antonino Spinelli
Paolo Tonin
Rossana Vichi
Mauro Zamboni
Tamara Zamparo

Japan
Toshifumi Hibi
Yuichi Inoue
Shinsuke Katoh
Akira Kimura
Yoshitaka Kinouchi
Takayuki Kondo
Koji Matsuo
Takiji Nagamine
Yuji Naito
Hiroko Ohkawa
Shohei Omokawa
Yoshiko Suzuki
Naoko Tachibana
Masahiko Watanabe
Jun Yaeda
Hiroshi Yamamoto

Jordan
Yousef Ajlouni
Mohamed Elazhary
Imad Gazawi
Waseem Hammoudi
Khaled Jadallah
Ali Otom

Kenya
Julius Nyagah

Kuwait
Abdulla Eyadah
Feroz Khan
Mohammed Nadar

Latvia
Diana Bringina
Zane Liepina
Andrejs Millers

Lebanon
Carole Abboud
Claude Maroun

Lithuania
Alvydas Juocevicius
Andrius Kazlauskas

Malaysia
Tarun Amalnerkar
Victor H. T. Chong
Nazirah Hasnan
Asiah Ibrahim
Chai Hong Lai
Lydia Latif
Irene Looi
Zaliha Omar
Loh Siew Yim

Malta
Bernadette Felice

Mexico
Carmen Alicia Aboytes-Meléndez
Ruben Burgos Vargos
Juan Manuel Guzman
Gerhard Heinze
Carmen Lara
José Antonio Adaya Pérez
Verónica Robles Saucedo
Jesus Yamamoto-Furusho

Mongolia
Ulziibayar Dashdorj
Otgonbayar Luvsannorov

Morocco
Fatima Zohra Ajana
Hamid Ouhabi

Nepal
Prakash Chandra Niraula
Manoj Ranabhat

Netherlands
Frans Albersnagel
Thitus Beentjes
Johannes W.J. Bijlsma
Martin Boers
Annelies Boonen
Alex Burdorf
Marian Curfs
Andrea W. M. Evers
Peter Daansen
Rob de Bie
Jan Geertzen
Mieke Hazes
Yvonne Heerkens
Femke Hoekstra
Sofia Kramer
Tore Kvien
Harry Michon
Marcel Post
Esther Prujis
Ans Rabou
Johannes J. Rasker
Michiel Reneman
Marielle Romberg-Camps
Jan Schouten
Henning Tiemeier
Lucelle A. van de Ven-Stevens
Désirée van der Heijde
Irene E. van der Horst Bruinsma
Sjef van der Linden
Irene van Echteld
Nicole van Erp

Wim van Lankveld
Wijm van Lankveld
Salima van Weelij
Donald L. van der Peet
Gert Walrave
Daniel Wever
Nicolette Wierdsma
Marieke M. Wollaars
Marjolein Zomerdijk

New Zealand
Jennifer Dunn
Janet Freeman
Philippa Gander
Lee Gardiner
Richard Gearry
Paul Hurst
Karen Marshall
Joanne Nunnerley
Michael Schultz
Justine Simmonds
Anne Sinnott
Rachel Stead
Ernest Willoughby

Nigeria
Samuel Ademola
Paschal Ogugua Mogbo
Olulola Oladapo
Fabian Puepet
Solomon Ugoya

Norway
Rune Aarsbog
Søren Brage
Dag Bruusgaard
Nils Fleten
Marit Hjellestad
Erik Bautz-Holter
Lars-Petter Jelsness-Jor
Rikke Helene Moe
Bård Natvig
Simon Øverland
Lillian Reinseth

Cecilie Røe
Tori Smedal
Helene Soberg
Unni Sven
Elisabeth Tvedt

Pakistan
Shaukat Ali
Mahmood Khan
Abdul Malik

Palestine
Rasha Abed
Moussa Abu Mostafa
Yahia Elziq

Panama
María Elena Marquez

Poland
Magdalena Kania
Jarosław Łuczaj
Marek Rogowsky
Joanna Rymaszewska

Portugal
Pedro Cantista
Ricardo Gusmão
Lia Jacobsohn
Luisa Maria Reis Pedro

Qatar
Allen Espelita
Erla Kenway
Monique LeBlanc

Romania
Aurelian Anghelescu
Mihai Berteanu
Alexandru Georgescu
Isabela Lozinca
Mihaela Manescu
Anca Sanda Mihaescu
Luminita Teoaca

Russia
Elena Chashkova
Dmitry Gurevich
Farid Iounoussov
Igor Khalif
Yuri Moustafaev
Irina Osokina
Alexandra Vladimirova

Samoa
Rube P. Une

Saudi Arabia
Ahmed Hassan Al Izzeldin
Imelda Fuentes
Ahmed Hassan
Mariam Misha

Serbia
Petar Bulat
Njegica Jojic

Singapore
Hua Beng Lim
Yeong Ping Peng
Penny Seet
Lay Lay Tan

Slovenia
Dusan Baraga
Helena Burger
Darja Fiser
Alenka Höfferle-Felc
Jelka Jansa
Alenka Kobal
Crt Marincek
Maja Ogrin
Mojca Prusnik
Andreja Švajger
Lea Zver

South Africa
Alison Bentley
Lila Bruk
Tania Buys
Robert Campbell
Gillian Coetsee
Johan Fagan
Andrew Girdwood
Theresa Gouws
Rushda Hendricks
Tabitha Hume
Wendy Lewis
Hermann Liebenberg
Ayesha Mahomed
Girish Mody
Lee Randall
Carla Janse van Rensburg
Rene Smalberger
Michael Solomons
De Wet Swanepoel
Dorothy van der Spuy
Lizelle van der Vyver
Corrianne van Velze
Hester Margaretha Vermaa

South Korea
Yoo Soon Bang
Chang Soo Eun
Hyun Sik Gong
Eunsil Kim
Young Ho Kim
In Sik Lee
Nam Jong Paik
Keunchil Park
Soo-Kyung Park
Hwang Seongsoo

Spain
Celia Anaya
Carolina C Ávila
José Luis Ayuso-Mateos
Marta Gallego Barrero
Helena Bascuñana
Jesús Benito
Miguel Benito
Montserrat Bernabeu
Mariá Cabello

Eva Cobos
Salvadora Delgado
Consuelo de Dios
Juan Lopez Diaz
Eloy Espin
Elena Ezquiaga
Alberto Garcia
Carlos Gonzales
Marta Renom Guiteras
Matilde Hernandez
Antonio Torrejon Herrera
Sara Laxe
Itziar Leal
Mariana López
Raquel Lopez
Anabel Martínez-Arán
José Manuel Montes
Blanca Mellor
Eloy Nin
Enrique Noé
Ingrid Ordàs
Ricardo Pagan
Victor Pérez
Ana de Pobes
Jesús Rivera
Pablo Rodríguez
Susana Rodriguez
Teresa Roig
Marcos Riíos Lago
Rocio Sánchez-Carrión
José Sanchez Moreno
Estibaliz Terradillos
Josep M. Tormos
Carla Torrent
Jesús Valle
Antonio Veronese
Joan Vidal
Eduard Vieta

Sri Lanka
Kemal Deen
Janaka de Silva
Udaya Ranawaka

Sweden
Kristina Akesson
Beatrix Alguren
Catharina Broberg
Jan-Erik Broman
Sonja Calais van Stokkom
Maria Carlström
Berth Danermark
Lotta Dellve
Elin Ekbladh
Jan Ekholm
Kristina Schüldt Ekholm
Ulrika Englund
Ingemar Engström
Sarah Granberg
Gunnar Grimby
Margareta Gustafsson
Lena Haglund
Lars Hansson
Lena Hartelius
Björn Jakobsson
Pia Malcus Johnsson
Ann-Katrin Karlsson
Eva Månsson Lexell
Stefan Lohmander
Sven-Uno Marnetoft
Claes Möller
Roland Morgell
Anna Nilsdotter
Eva Roos
Gunnel Sandqvist
Bengt Sjölund
Henrik Stjernman
Jan-Peter Strömgren
Katharina Sunnerhagen
Frank Wollheim

Switzerland
Andrea Albiez
Bernd Anderseck
Felix Angst
Deniz Aras
Giuseppina Areniello
Andre Äschlimann

Cornelia Bachofner
Carolina Ballert
Claudo Bassetti
Christian Baumann
Michael Baumberger
Gabriel Benz
Stéphanie Bessard
Jerome Bickenbach
Ursula Biland-Thommen
Heike Bischoff
Eveline Bodmer
Cristina Bostan
Roberto Brioschi
Ulrich Bürgi
Mirjam Brach
Nathalie Braun
Teresa Brinkel
Sandra Brueren
Maurizio Calcagni
Somnath Chatterji
Philippe Cottagnoud
Neisa Cuonz
Olivier Deriaz
Nandini Devi
Alissa Dress
Gerold Ebenbichler
Brigitte Egli
Karl Emmenegger
Nicole Emmenegger
Peter Erhart
Reuben Escorpizo
Margrit Fäßler
Yvonne Fernandez
Klaus Fetscher
Rene Fiechter
Monika Finger
Daniela Fuchs
Nina Geiser
Carl Gennheimer
Christian Geyh
Szilvia Geyh
Kurt Gfeller
Edith Gitermann
Andrea Glässel

Hans Peter Gmünder
Matthias Gugger
Elly Hengeveld
Ulrike Hoffmann-Richter
Lisa Holper
Inge Eriks-Hoogland
Fritz Horber
Erika Huber
Jacqueline Huber
Chantal Huguenot
Hans Jörg Huwiler
Giuseppina Jacovo
Robert Jakob
Beatrice Jansen
Bruno Keel
Jürg Kesselring
Ramin Khatami
Andreas Klipstein
Christina Knellwolf
Otto Knüsel
Barbara Köhler
Jan Kool
Nenad Kostanjsek
Kaba Dalla Lana
Thomas Langenegger
Franco Lanfranchi
Veronika Lay
Helga Lechner
Hansjörg Lüthi
Miriam Lückenkemper
Christian A. Ludwig
Kurt Luyckx
Johannes Mathis
Christine Meier
Philippe Merz
Franz Michel
Federico Montero
Rachel Müller
Barbara Murray
Karin Niedermann
Arto Nirkko
Diana Nix
Rahel Oertli
Peter Oesch

Iris-Katharina Penner
Claudio Peter
Lucien Portenier
Natascha Potoczna
Pavel Ptyushkin
Barbara Rau
Geoffrey Reed
Jan Reinhardt
Klaus Resch
Stefan Ritler
Gilles Rivier
Gerhard Rogler
Corinne Roth
Markus Roth
Philipp Rückheim
Wolfgang Schmitt
Hans Schwarz
Urban Schwegler
Wolfgang Segerer
Melissa Selb
Jana Skoblikova
Anna Sonderegger
Stefan Staubli
Frank Staudenmann
Monika Stocker
Thomas Stoll
Katherine Strasky
Armin Stucki
Gerold Stucki
Urban Studer
Nicole Suter
Maurizio Trippolini
T. Bedirhan Üstün
Claude Vaney
Inge-Marie Velstra
Martin Verra
Beat Villiger
Annamarie Vogt
Per von Groote
Bernd Wagner
Martina Walti
Ulrich Weber
Yvonne Wechsler
Andrea Weise

Christian Wenk
Niklas Wiegand
Gabriela Winkler
Balz Winteler
Beat Wunderlin
Gaby Wyttenbach
Heidi Zimmermann-Heinrich
Genevieve Zurbriggen

Syria
Ahmad Khalifa

Tanzania
Dominick Michael Mshanga

Taiwan
Yin-Chih Fu
Kwan-Hwa Lin
Shwu-fen Wang
Yen-Ho Wang
Hui-Ching Wu
Mingyi Wu

Thailand
Tuenchai Attawong
Preecha Chalidapong
K Y Rebecca Chan
Piyapat Dajpratham
Morakot Intasarn
Supalak Khemthong
Naiphinich Kotchabhakdi
Apichana Kovindha
Jirachart Kraisarin
Somporn Onlaor
Naraporn Prayoonwiwat
Somporn Pan Sungkarat
Puntarica Suwanprathes
Piya Trevittaya
Sirikan Yamada

Togo
Djamiou Oumorgou
Kimberly Obst

7. 謝　辞

Trinidad
Jacqueline Rouse

Tunesia
Catherine Dziri

Turkey
Hatice Acar
Emel Aydın
Okan Caliyurt
Aysegul Colakoglu
Hüseyin Engin
Ilke Keser
Ali Kitis
Deran Oskay
Gunes Yavuzer

United Kingdom（including England, Northern Ireland, Scotland and Wales）
Mark Agius
Michael Barnes
Julie Barlow
June Beharry
Neil Betteridge
Tom Burns
Paula Cowan
Paul Dieppe
Wagih El-Masry
Jenny Freeman
Lynda Gettings
Jane Giles
Clare Ginders
David Good
Felix Gradinger
Karen Holbrook
Jain Holmes
Ian Hindmarch
Gerry Humphris
Nicola Hunter
Alan Izat
Jane Johnson
Marie Johnston
Paul Kennedy

Jill Lloyd
Fiona Lobban
Miranda Lomer
Stanton Newman
Christopher Nutting
Robin Pickard
Jenny Preston
Miles Rinaldi
Kerry Robinson
Simon Rogers
Anita Rose
Justine Schneider
Nick Slevin
Toni Stamp
Millicent Stone
James Stubbs
Fiona Sudgen-Best
Catherine Sykes
Deborah Symmons
Anitra Thomas
Dot Tussler
Sheena Visram
Derrik Wade
Anthony Ward
David Warwick
Anthony Woolf

United States of America
Rhonda Abbott
Renato Alarcon
David Arciniegas
Peter Arnett
Richard Atkinson
Anthony Ayag
David Beck
Morris Bell
Keith Bengtson
Francois Bethoux
Gary Bond
James Bowen
Brent Braveman
Jan Burnes
Lester Butt
Michele Capella McDonnall

J. Catesby Ware
Susan W. Charlifue
Ian Chen
Toni Chiara
Kevin Chung
Evan Cohen
Janice Colwell
Noreen Comeau
Adele Crudden
Antonio Culebras
Terry DiLorenzo
Charles E. Drebing
Sharon Dudley-Brown
George Ehrlich
Bruce E. Ellerin
Alberto Esquenazi
William A. Faubion
Michael Feuerstein
Alessandro Fichera
Marcia Finlayson
Julie Fritz
Gerry Funk
Russell Gelfman
Barbara Giesser
Christian Guilleminault
Andrew Haig
Manny Halpern
Elizabeth M. Hannold
Karen Hanson
Jutta Hinrichs
Mark Johnston
Debra B. Homa
Cinda Hugos
Brian Hutchinson
Karen Jacobs
Rosalind Kalb
Leonard Kamen
Sunanda V. Kane
Jeffrey Katz
Anthony J. Kerrigan
Robert Steven Kistenberg
Nicholas La Rocca
Edward Levine
Edward Loftus

Paul Lysaker
Kay Maddison
James F. Malec
Ruth Ann Marrie
David J. Martin
Deborah McCloskey
Alan McGuire
John Melvin
Deborah Miller
Linda Moore
Douglas Moul
Ari Mwachofi
Dot Nary
Margareta Nordin
Brittany Norton
Darrell S. Pardi
John Pemberton
Walter Penk
Inder Perkash
Scott Plevy
Jamie L. Pomeranz
Monika Reimitz
Scott Richards
David Ring

Gianna Rodriguez
Tammy Roehrs
Rick Roessler
Ann E. Rogers
Bonnie Rogers
Phyllis Ross
Thomas Roth
Ernest M. Roy
Michelle Rubin
William J. Sandborn
Steven Schwid
Jackie See
Joseph Sellin
Patricia Soliz
Matthew Sorenson
Joseph F. Stano
Alexa Stuifbergen
Matthew Sutliff
Jeffery Sybert
Pat Tracy
William J. Tremaine
David Vandergoot
John Wadsworth
Nicolas Walsh

Rick Wickstrom
Roberta Winter
Heather Wishart
Bruce Wolff
John Whyte
Edward Yelin
David A. York
Bevan Yueh
Nathan Zasler

Uruguay
Beatriz Lade

Vietnam
Cam Hong Linh
Ha Van Than
Dinh Quang Thanh

Zambia
Margaret M. Mweshi

Zimbabwe
James January
Megan Mutepfa

8 キーターム

Activity　活動……3, 4, 5, 6, 7, 8, 22
Activity limitation　活動制限……3, 4
Acute healthcare context　急性期ケアの医療背景……12

Barrier　阻害因子……3, 4, 7, 8, 9, 23
Body Functions　心身機能……3, 4, 5, 6, 7, 8, 22
Body Structures　身体構造……3, 4, 5, 6, 7, 8, 22
Brief ICF Core Set　短縮ICFコアセット……14, 18

Capacity　能力……7, 8, 22, 69
Case history　病歴……20
Chapter　章　5
Clinical examination　診察……20
Component　構成要素……3, 4, 5
Comprehensive ICF Core Set　包括ICFコアセット……14, 18
Condition group ICF Core Set　健康状態群ICFコアセット……13, 16
Contextual factors　背景因子……4, 5

Difficulty　困難……1
Disability　障害……1
Domain　領域……1

Environmental Factors　環境因子……3, 4, 5, 7, 8, 23

Facilitator　促進因子……3, 4, 7, 8, 9, 23
Functioning　生活機能……1, 2, 3
Fuctioning profile　生活機能プロフィール……25, 26, 27

Generic qualifier　共通評価点……7

Generic set　一般セット……14, 18

Health condition　健康状態……3, 4

ICF category　ICFカテゴリー……5, 6
ICF Core Set development　ICFコアセットの開発……11
ICF Core Sets Acute Healthcare Context　急性期ケアのためのICFコアセット……12
ICF Core Sets availability　入手可能なICFコアセット……12, 13
ICF Core Sets Cross-Cutting　背景横断的なICFコアセット……13
ICF Core Sets Long-Term Healthcare Context　長期ケアのためのICFコアセット……13
ICF Core Sets Post-Acute Healthcare Context　亜急性期ケアのためのICFコアセット……12
ICF Core Sets Types　ICFコアセットの種類……14
ICF qualifier　ICF評価点……6, 7, 8, 22, 23
Impairment　機能障害……4

Long-term healthcare context　長期ケアの医療背景……13

Participation　参加……3, 4, 5, 6, 7, 8, 22
Participation resriction　参加制約……3, 4
Patient-reported questionnaires　患者質問紙……20
Performance　実行状況……7, 8, 22, 69
Personal Factors　個人因子……3, 4, 5, 6, 65
Post-acute healthcare context……亜急性期ケアの医療背景　12

Technical investigation……専門的検査　21

9 付属CD-ROMの内容

1. ICFコアセット

(a) 急性期ケア（短縮版，包括版）
　－急性炎症性関節炎　　　　　　　－筋骨格系健康状態
　－呼吸循環系健康状態　　　　　　－神経系健康状態

(b) 亜急性期ケア（短縮版，包括版）
　－呼吸循環系健康状態　　　　　　－神経系健康状態
　－高齢患者　　　　　　　　　　　－脊髄損傷
　－筋骨格系健康状態

(c) 長期ケア（短縮版，包括版）
　－強直性脊椎炎　　　　　　　　　－多発性硬化症
　－双極性障害　　　　　　　　　　－肥　満
　－乳　癌　　　　　　　　　　　　－閉塞性肺疾患
　－慢性虚血性心疾患　　　　　　　－変形性関節症
　－広範囲の慢性的疼痛　　　　　　－骨粗鬆症
　－うつ病　　　　　　　　　　　　－関節リウマチ
　－糖尿病　　　　　　　　　　　　－睡　眠
　－手の健康状態　　　　　　　　　－脊髄損傷
　－頭頸部癌　　　　　　　　　　　－脳卒中
　－炎症性腸疾患　　　　　　　　　－外傷性脳損傷
　－腰　痛　　　　　　　　　　　　－職業リハビリテーション

(d) 一般セット

2. すべてのICFコアセットの記録用フォーム

(a) 急性期ケア（短縮版，包括版）
　－急性炎症性関節炎　　　　　　　－筋骨格系健康状態
　－呼吸循環系健康状態　　　　　　－神経系健康状態

(b) 亜急性期ケア（短縮版，包括版）
　− 呼吸循環系健康状態　　　　　　　　　− 神経系健康状態
　− 高齢患者　　　　　　　　　　　　　　− 脊髄損傷
　− 筋骨格系健康状態

(c) 長期ケア（短縮版，包括版）
　− 強直性脊椎炎　　　　　　　　　　　　− 多発性硬化症
　− 双極性障害　　　　　　　　　　　　　− 肥　満
　− 乳　癌　　　　　　　　　　　　　　　− 閉塞性肺疾患
　− 慢性虚血性心疾患　　　　　　　　　　− 変形性関節症
　− 広範囲の慢性的疼痛　　　　　　　　　− 骨粗鬆症
　− うつ病　　　　　　　　　　　　　　　− 関節リウマチ
　− 糖尿病　　　　　　　　　　　　　　　− 睡　眠
　− 手の健康状態　　　　　　　　　　　　− 脊髄損傷
　− 頭頸部癌　　　　　　　　　　　　　　− 脳卒中
　− 炎症性腸疾患　　　　　　　　　　　　− 外傷性脳損傷
　− 腰　痛　　　　　　　　　　　　　　　− 職業リハビリテーション

(d) 一般セット

3. 使用症例

(a) 使用症例1：急性期ケアにおける筋骨格系健康状態のためのICFコアセットの適用
(b) 使用症例2：亜急性期ケアにおける脊髄損傷のための包括ICFコアセットの適用
(c) 使用症例3：長期ケアにおける多発性硬化症のためのICFコアセットの適用
(d) 使用症例4：長期ケアにおける職業リハビリテーションのためのICFコアセットの適用
(e) 使用症例5：長期ケアにおける腰痛のためのICFコアセットの適用例

付属 CD-ROM について

■使用上の注意
・本ディスクは，本文に関連した 131 本の PDF ファイルを収載しています．
・本ディスクをご使用になった結果について，医歯薬出版株式会社および制作関係者は一切の責任を負いません．

■著作権に関して
・本ディスクを無断で複製（録音等），公衆送信（送信可能化を含む），貸与，翻訳，翻案することは法律により禁止されています．
・本ディスクは，図書館およびそれに準ずる施設において，館外へ貸し出しすることを禁止します．
・Adobe PDF，Adobe Reader は，Adobe Systems Incorporated（アドビシステムズ社）の米国ならびに他の国における登録商標または商標です．

■お問い合わせ先
・弊社ホームページ（https://www.ishiyaku.co.jp/ebooks/）よりお問い合わせください．ホームページにアクセスできない場合は，FAX（03-5395-7606）にてお受けいたします．